CONTRIBUTION CLINIQUE

A L'ÉTUDE DE LA

CYSTOTOMIE SUS-PUBIENNE

AVEC STATISTIQUE COMPRENANT LES ANNÉES 18[illegible]—188[illegible]

PAR

le Dr A. GARCIN

EX-MÉDECIN INTERNE DES HOSPICES CIVILS DE STRASBOURG

STRASBOURG
IMPRIMERIE DE R. SCHULTZ & COMP.
1884.

CONTRIBUTION CLINIQUE

A L'ÉTUDE DE LA

CYSTOTOMIE SUS-PUBIENNE

AVEC STATISTIQUE COMPRENANT LES ANNÉES 1879—1883

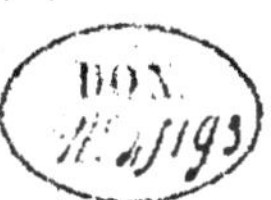

PAR

le Dr A. GARCIN

EX-MÉDECIN INTERNE DES HOSPICES CIVILS DE STRASBOURG.

STRASBOURG
IMPRIMERIE DE R. SCHULTZ & COMP.
1884.

A MON CHER MAITRE

MONSIEUR LE PROFESSEUR EUGÈNE BŒCKEL

Dr. A. GARCIN.

A LA MÉMOIRE DE MON ONCLE

MONSIEUR EUGÈNE RÆUBER

A MES PARENTS

Dr. A. GARCIN.

CONTRIBUTION CLINIQUE

A L'ÉTUDE DE LA

CYSTOTOMIE SUS-PUBIENNE

AVEC STATISTIQUE COMPRENANT LES ANNÉES 1879—1883.

De nos jours, où la discussion sur la valeur de la cystotomie sus-pubienne est à l'ordre du jour et où tant d'auteurs remarquables ont déjà manifesté leur opinion sur ce sujet, dans des articles plus ou moins étendus, il peut paraître présomptueux de vouloir revenir sur cette question, au sujet de laquelle il est vraiment difficile de produire quelque chose de nouveau. Mais tant que le procès de la cystotomie sus-pubienne est encore pendant, de nouvelles dépositions en sa faveur pourront aider à la justifier, ou peut-être contribuer à assurer son triomphe.

Reléguée pendant de longues années à l'ombre et un moment complètement oubliée, elle vient reprendre maintenant, grâce à la méthode antiseptique, une place honorable et honorée à côté de ses concurrentes et va peut-être les supplanter dans un avenir prochain. Plus l'oubli a été grand, plus complète et rapide aura aussi été la revanche de l'opération de Franco.

Un premier échec a été infligé déjà aux tailles périnéales par l'introduction de la lithotritie rapide, opération dont les indications s'élargissent constamment, en même temps que ses résultats augmentent en proportion, grâce au perfectionnement incessant des instruments et à l'habileté croissante des opérateurs, des spécialistes en particulier. De nos jours on attaque, même chez les enfants, avec le lithotriteur et on extrait avec les aspirateurs des calculs, qu'autrefois on aurait naturellement enlevés par la taille.

La lithotritie n'est rendue impossible pour les calculs petits et moyens que par leur énorme dureté, l'impossibilité de les saisir convenablement, la trop grande irritabilité et le manque de capacité nécessaire du réservoir urinaire, compliqués souvent d'affections rénales graves. Il sera très rare, dès lors, qu'il faille employer la taille pour enlever un calcul petit ou moyen, peu résisteront à nos instruments puissants. Par contre, les calculs gros et en même temps très durs nécessiteront seuls la taille et, dans ce cas, nous pensons que la taille hypogastrique devra avoir la préférence sur les tailles périnéales.

Dans le courant des dix dernières années et surtout depuis l'introduction du pansement antiseptique et du ballonnement rectal selon Petersen, les indications de la cystotomie sus-pubienne se sont considérablement élargies et actuellement nous lisons presque chaque mois, dans un journal médical ou l'autre, la relation d'une opération de ce genre pratiquée avec succès pour telle raison ou telle autre.

Plus souvent on aura l'occasion et aussi le courage

de pratiquer la cystotomie sus-pubienne, autrefois réservée à peu près exclusivement à l'extraction des calculs dans des cas plus ou moins désespérés, plus aussi la statistique démontrera ses avantages. Jadis ses contradicteurs avaient beau jeu en opposant les résultats nombreux de la taille périnéale au petit nombre de guérisons par la taille hypogastrique, que l'on faisait souvent in extremis, après avoir fait en vain auparavant la taille périnéale. Malgré ce traumatisme double plus d'un malade a tout de même été sauvé de cette façon et l'on se demande comment il est possible que les mêmes chirurgiens préconisent la taille hypogastrique pour les cas graves et comme dernière ressource, en cas d'insuccès avec une autre méthode, et la proscrivent d'un autre côté pour les cas simples où cependant elle aurait tout avantage à être pratiquée.

Il est vrai que dans nos livres classiques de chirurgie, publiés dans les dernières années, nous trouvons en général peu d'encouragements à pratiquer la cystotomie sus-pubienne, que l'on nous représente comme compliquée et surtout dangereuse pour le malade pendant et après l'opération.

Régulièrement on nous fait apparaître à l'horizon les deux spectres de la blessure du péritoine et du phlegmon périvésical. Il n'y a peut-être qu'une seule exception à faire pour le professeur ALBERT, de Vienne, qui, dans son *Traité de Chirurgie*[1], voue à la cystotomie sus-pubienne un chapitre éloquent, où, sous une forme originale et persuasive, il engage ses élèves et ses col-

---

1. ALBERT, *Lehrbuch der Chirurgie*, 1880, IV, p. 125, 137 et suivantes.

lègues à pratiquer cette opération, dont il démontre la simplicité et l'utilité. Nous trouvons en outre dans nos traités et les monographies s'occupant de ce sujet, la description de procédés compliqués et d'instruments spéciaux, depuis la sonde de Frère Côme, jusqu'à l'appareil de M. Th. Anger[1] et au cystorraphe de M. Duchastelet[2], qui peuvent faire croire que la cystotomie sus-pubienne exige des aptitudes tout à fait spéciales et une instrumentation particulière, tandis qu'elle est cependant une opération simple et peu dangereuse, pratiquée même par un médecin à la campagne, ayant l'habitude de manier le bistouri et connaissant tant soit peu l'anatomie de la région opératoire. C'est là justement un des grands avantages de la taille hypogastrique de permettre, par exemple, à un chirurgien de campagne de pratiquer l'opération de la pierre, presque sans assistance et de pouvoir sauver son malade, sans l'exposer à une hémorragie, qui peut lui être fatale en l'absence de secours médicaux.

Nous allons essayer de justifier dans la suite notre préférence pour la cystotomie sus-pubienne. Nous disons cystotomie et non taille, parce que nous parlerons de l'application de cette opération non seulement à l'extraction de calculs et de corps étrangers, mais aussi

---

1. Th. Anger, *Nouveaux instruments pour pratiquer la taille hypogastrique avec le thermo-cautère et indications opératoires. — Transactions of the seventh session of the international medical Congress.* London, vol. II, p. 306—311, avec figures.

2. Duchastelet, *De la Cystorrophie hypogastrique. Quelques considérations sur le soulèvement du cul-de-sac péritonéal et sur la suture de la vessie.* Revue de chirurgie, 1883, p. 104—117, avec figures.

à l'extirpation de tumeurs et à la pratique du cathétérisme rétrograde.

Nous diviserons par conséquent notre travail en trois parties, dont la première aura naturellement le plus d'importance :

I. Cystotomie sus-pubienne faite pour procéder à l'extraction de calculs et de corps étrangers ou taille hypogastrique.

II. Cystotomie sus-pubienne pratiquée comme opération préliminaire de l'extirpation de tumeurs vésicales.

III. Cystotomie sus-pubienne pratiquée comme opération préliminaire du cathétérisme rétrograde.

I. Cystotomie sus-pubienne faite pour procéder à l'extraction de calculs ou de corps étrangers de la vessie ou taille hypogastrique.

Nous laisserons de côté l'historique de la question traitée avec beaucoup de soins et de détails par beaucoup d'auteurs, entre autres par M. Bouley[1], et nous nous occuperons plus particulièrement de quelques points importants du manuel opératoire, comme, par exemple, de la question non encore tranchée de savoir s'il faut faire la suture vésicale ou non; et plus tard des avantages de la taille hypogastrique sur la taille périnéale, enfin, des indications et contre-indications de l'opération.

Mais avant tout nous sommes heureux de pouvoir donner ici en détail les observations de cinq tailles hypogastriques, pratiquées par M. le professeur E. Bœckel, la plupart longtemps avant la vogue actuelle, car les leçons de son maître, M. le professeur Sédillot, lui avaient inspiré confiance dans l'opération.

OBSERVATION I (1871).

Taille hypogastrique, légère albuminurie, guérison. (Observation recueillie par M. Georges Gross, interne du service.)

Le nommé Grosshennig, Georges, âgé de 22 ans, tisserand, domicilié à Arzenheim (Haut-Rhin), entre à la clinique chirur-

1. Bouley, *De la Taille hypogastrique*. Paris, 1883, p. 10—71.

gicale, le 20 mars 1871, au soir, pour un calcul vésical (comme le dit le certificat du médecin).

A l'examen, voici ce que nous constatons: Une bougie de moyen calibre, introduite dans la vessie, nous accuse un corps étranger, dont on sent parfaitement les aspérités et qui doit être d'un très grand volume; il nous est impossible de tourner la sonde dans la vessie; on ne peut même pas l'abaisser pour laisser écouler les urines, le corps étranger formant obstacle. Le grand développement des muscles de la région ne permet pas de le sentir à travers les parois abdominales. Le toucher rectal fait percevoir, à une faible distance derrière l'anus, une grosseur, très étendue transversalement, et dont le doigt parvient à peine à limiter la longueur d'avant en arrière. Cette tumeur nous paraît du volume d'un œuf de poule; elle fait saillie dans le rectum en déprimant ses parois.

Le malade ne peut pas nous dire si ses selles avaient d'ordinaire une forme aplatie.

Interrogé sur les antécédents de la maladie, il nous dit que, dès l'âge de 14 mois, on s'aperçut de quelques symptômes de cette affection, qui cependant ne l'incommoda jamais sérieusement; de temps en temps seulement, le jet d'urine s'interrompait; le malade sentait alors dans la vessie comme la chute d'un corps étranger, qui venait mettre obstacle au libre écoulement.

La marche n'a jamais été douloureuse; pas de picotement dans le gland. Le frottement du calcul n'a jamais produit d'hématurie. Cependant, depuis sa jeunesse, il est atteint d'incontinence d'urine qui, dans les derniers jours, a augmenté jusqu'au point d'amener un écoulement constant.

Le malade a été sondé par trois médecins du Haut-Rhin, qui portèrent tous le même diagnostic. A l'âge de 2 ans déjà il fut opéré d'un phimosis.

La réunion de ces différents symptômes fait croire à la formation d'un calcul rénal, tel qu'on en voit chez le fœtus; celui-ci serait peu à peu descendu dans la vessie, où il serait arrivé à une grandeur prodigieuse.

Vu son volume, M. E. Bœckel se décide pour la taille hypogastrique et se propose, avant l'opération, d'observer pendant quelques jours le malade.

22 mars. — Nuit très-mauvaise; vives douleurs accompagnant

l'émission des urines; le malade demande à être opéré de suite; M. Bœckel se décide pour le lendemain. L'analyse des urines nous a fait trouver des cellules épithéliales, des phosphates de chaux et ammoniaco-magnésiens, du pus en grande quantité, pas de globules sanguins.

23 mars. — On procède à l'opération.

M. Bœckel fait une incision longue d'environ 6½ centimètres et, après avoir pénétré sans conducteur dans la vessie, il extrait trois calculs à facettes du volume d'une grosse noix chacun. La plaie de la vessie a dû être dilatée à deux reprises avec le bistouri courbe pour leur donner passage.

On introduit ensuite un tube en caoutchouc dans le réservoir urinaire pour donner passage au liquide; à travers ce tube, on fait des injections qui entraînent les derniers débris de calculs. Le tube de caoutchouc, de 1 centimètre de diamètre et de 30 à 40 centimètres de largeur, est fixé dans la vessie au moyen d'un fil de soie introduit par le méat et que l'on fait sortir par la plaie à l'aide d'une bougie.

Immédiatement après l'opération, la vessie s'est fortement contractée et maintient emprisonné le tube, qui fait fonction de siphon et laisse écouler l'urine dans un vase placé à côté du malade.

Le pansement consiste en un linge fenêtré qui recouvre la plaie et une longue bande de sparadrap faisant le tour du corps et qui rapproche les lèvres de l'ouverture et soutient les parois abdominales.

La journée se passe bien; l'opéré n'accuse quelques douleurs qu'au moment de l'injection dans la vessie.

24 mars. — Sommeil toute la nuit. Légère douleur au pli de l'aine.

25 mars. — On supprime les injections; la plaie est nettoyée tous les jours avec de la charpie imbibée de vin aromatique. Les urines s'écoulent par le tube; elles ont repris leur aspect normal.

26 mars. — Suppuration bonne. État général satisfaisant.

27 mars. — On enlève la bande de sparadrap, empêchant le libre écoulement du pus.

28 mars. — L'urine filtre à côté du tube.

29 mars. — On retire le tube pour examiner l'état de la

plaie. Une sonde de femme, introduite dans la vessie, donne la sensation d'un corps étranger perçu par plusieurs des assistants. Afin de pouvoir prolonger l'examen, on chloroforme le malade; mais, malgré des recherches répétées, on ne retrouve plus de calcul. On introduit une sonde dans l'urèthre sans plus de succès. Le corps étranger s'est peut-être engagé dans un uretère, car il n'y a pas de doute qu'il existe. D'une part, quelle que soit la façon dont on dispose les calculs, il reste sans cesse deux facettes libres; d'autre part, la sonde, introduite dans la vessie, présente à son extrémité des débris calcaires. On replace le tube. Régime lacté.

3 avril. — Le tube est remplacé par une sonde en caoutchouc mise à demeure dans l'urèthre. Les urines s'écoulent bien par cette voie et ne passent par la plaie que quand le malade change de position.

5 avril. — Cependant il se déclare un frisson intense; le malade accuse de la céphalée, des nausées; le ventre se ballonne.

Le lendemain, nouveaux frissons irréguliers et éructations continuelles. A l'examen on constate une inflammation du testicule droit, due à l'irritation produite par la sonde à demeure, qui est retirée immédiatement. 0,60 de sulfate de quinine.

11 avril. — Le malade n'urine que par la plaie. On introduit une sonde à travers laquelle on fait des injections dans la vessie. La sonde est laissée à demeure.

Dès le soir, la température remonte à 39°,3. La plaie est pansée 3 à 4 fois par jour avec une solution de nitrate d'argent $^1/_{100}$. Les bourgeons deviennent plus denses.

13 avril. — Dans l'après-midi, nouveaux légers frissons; la température du soir est à 39°,8. On retire de nouveau la sonde, et dès le lendemain, la fièvre tend à diminuer.

16 avril. — Quelques gouttes d'urine sortent encore par le canal.

18 avril. — On renouvelle l'introduction d'une sonde de faible calibre, qu'on est obligé de retirer quelques heures après, à cause des douleurs qu'elle occasionne au malade.

20 avril. — Dans la nuit, la majeure partie des urines s'est écoulée par l'urèthre.

Légère douleur le long du canal inguinal gauche, allant en augmentant pendant quelques jours, jusqu'à ce que la plaie se fût de nouveau plus largement ouverte. Cette douleur est sans doute due aux adhérences de la vessie.

24 avril. — Les urines s'écoulent presque totalement par le canal.

Quelques jours après, un nouveau frisson se déclare; la fièvre se maintient quelque temps; le malade perd l'appétit et accuse une légère douleur dans la région lombaire. A l'examen des urines par la chaleur il se fait un léger dépôt d'albumine. A l'examen microscopique on y rencontre un grand nombre de cellules épithéliales; pas de pus.

4 mai. — La plaie est presque totalement fermée; la fièvre diminue; l'albumine disparaît dans les urines. A partir de ce moment, le malade marche rapidement à la guérison.

OBSERVATION II (1873).

Taille hypogastrique, guérison.

Pancrace Loller, âgé de 13 ans, né à Liebstein, entre le 23 janvier 1873 à la salle 105, lit n° 8. Il y a 4 ans, à la suite d'un bain froid, au dire de l'oncle du petit malade, il se réveilla en sursaut éprouvant des douleurs atroces de la vessie et du canal de l'urèthre et ne pouvant uriner. Jusque-là il avait toujours pu uriner, seulement depuis sa naissance il était sujet à des accès de fièvre irréguliers (frissons, chaleurs et sueurs). A partir de ce moment, les accès devinrent plus fréquents et plus intenses et les douleurs, en urinant, devinrent excessives; la rétention d'urine alterna avec l'incontinence. Des flocons muqueux, striés de sang, furent éliminés avec les urines. Chatouillement à l'extrémité du gland et du prépuce, tendance à la constipation, appétit capricieux. Le petit sujet fut sondé pour la première fois à Noël 1872. Le médecin soupçonnait un calcul, mais n'arriva pas à le constater.

Un deuxième cathétérisme, pratiqué il y a 15 jours, lui révéla par contre la présence d'un calcul volumineux qu'il estima à la grosseur d'une noix.

En pratiquant le cathétérisme on rencontre vers la région prostatique un calcul qui laisse passer une sonde à côté de lui;

celle-ci, arrivée dans la vessie, trouve un calcul énorme qui paraît la remplir entièrement. Le bec de l'instrument peut à peine être tourné de quelques millimètres.

En la retirant on retire des débris floconneux et des parcelles de sable. Le toucher rectal révèle la présence d'un calcul à 2 centimètres de la marge de l'anus. Le doigt, introduit aussi haut que possible, arrive à peine à contourner le bord supérieur du calcul, qu'on évalue être de la grosseur d'un œuf.

Urines albumineuses en assez fortes proportions. Rétention alternant avec l'incontinence, tendance à la constipation; fièvre; douleur à la région rénale gauche.

24 janvier. — L'opération est fixée au 25. Comme le calcul est trop volumineux pour être extrait par la taille périnéale, on projette la taille hypogastrique.

25 janvier. — Chloroformisation du malade. Incision de 7 centimètres sur la ligne médiane à partir d'un centimètre de la symphyse pubienne. Incision des différentes couches musculaires et aponévrotiques. Incision de la vessie et extraction à l'aide de tenettes d'une portion de calcul de la grosseur d'une noisette, puis d'un deuxième, allongé et présentant une courbure à concavité supérieure, et d'un troisième volumineux, à pointe dirigée vers le canal de l'urèthre. Le tout pèse 31 grammes et a 6,50 centimètres de longueur; 3 sutures métalliques et 2 sutures intermédiaires avec des épingles sont placées aux parois abdominales. On laisse une ouverture de 3½ centimètres et on introduit dans la vessie une sonde, qui se continue avec un tube de caoutchouc et qu'on fixe avec un ruban passé autour de la taille. Linge huilé et ouate avec bandage de corps. On fait dans la journée plusieurs lavages avec de l'eau phéniquée tiède; après avoir amorcé le siphon, on introduisait une sonde en caoutchouc vulcanisé dans l'urèthre. L'eau sort par la plaie et non par la sonde introduite dans la vessie, qui est bouchée par des débris floconneux et des caillots sanguins. Température : 39°,1 matin, 39°,3 soir.

26 janvier. — Le malade a dormi et se trouve beaucoup soulagé; il ne se plaint plus quand on le panse; soif intense.

Le calcul est composé de phosphate tribasique ammoniaco-magnésien; l'examen microscopique révèle, en outre, dans l'urine des cylindres rénaux. M. Bœckel pense que l'origine du calcul remonte à un calcul néphritique, qui a pénétré dans la vessie et s'est engagé dans le col sans pouvoir le franchir et qu'il s'est accru par l'accumulation et le dépôt successif des sels de l'urine. Température : matin 38°,2, soir 39°,1.

Plusieurs lavages dans la journée qui, du reste, est bonne. Le soir, le malade se plaint d'une vive douleur au niveau de la plaie, qui est légèrement rouge au niveau des sutures. Enlèvement de l'épingle supérieure et desserrement des deux sutures métalliques; bien-être s'ensuit; bonne nuit.

27 janvier. — Enlèvement de la deuxième épingle; on desserre le troisième fil métallique; mucus abondant, de nature visqueuse, bouchant le siphon. On injecte directement la plaie; l'eau coule goutte à goutte par le siphon. Pas de douleur dans les fosses iliaques. Urines légèrement albumineuses; soif intense. Température : matin 38°,5, soir 39°; lavages répétés, lavements émollients le soir.

28 janvier. — Le malade va bien; on enlève les deux fils métalliques superficiels; la plaie commence à se nettoyer et à bourgeonner. Pansement de la ligne de réunion avec la solution de nitrate d'argent 1/100. Trois lavages dans les 24 heures.

	Matin 38°,4,	soir 38°,6.
29 janvier	» 38°,7	» 39°,1.
30 »	» 37°,6	» 38°,3.
31 »	» 38°	» 38°,8.
1er février	» 38°,1	» 38°,6.
2 »	» 37°,6	» 38°,6.

3 février. — En examinant les urines on y trouve encore la même proportion d'albumine; la plaie n'est pas encore nettoyée.

	37°,8 matin,	38°,8 soir.
4 février	38° »	38°,5 »
5 »	37°,8 »	38°,4 »

6 février. — On ne constate plus d'albumine dans les urines; la plaie interne est presque complètement fermée et livre à peine passage à la sonde qui forme le siphon. On introduit une sonde de plus petit calibre.

Matin 38°,3, soir 38°,2.

7 février. — Les parties profondes de la plaie restent réunies, mais les parties superficielles en se séparant offrent une surface

granuleuse. On couvre cette plaie avec un plumasseau de sulfite phéniqué.

Matin 37°,8, soir 39°,7.

8 février » 38°,4, » 38°,4.

9 février. — On retire la sonde formant siphon et on la remplace par une éponge; la plaie a très bon aspect.

Matin 37°,6, soir 38°,5.

10 février » 38°,6 » 37°,8.

11 » » 38°,5 » 38°,6.

12 » » 37°,3 » 38°,5.

13 février. — On engage dans le canal une sonde en caoutchouc qu'on laisse à demeure. Température : matin 38°,3, soir 39°,5.

14 février. — La sonde est bien supportée, mais elle devient inutile, puisque le malade urine spontanément par le canal. On supprime la sonde. La plaie a bon aspect; il ne reste plus qu'au centre un petit pertuis, par lequel il s'échappe un peu d'urine, mais seulement pendant la miction. Température : matin 38°,3, soir 38°,5.

15 février. — Aucune trace d'albumine dans l'urine.

Matin 38°, soir 38°,4.

16 février » 38°,5 » 38°,8.

17 » » 37°,8 » 37°,7.

18 février. — On recouvre la plaie de bandelettes de sparadrap faisant le tour du corps; mais l'urine s'échappe encore au-dessous des bandelettes.

19 février. — On renouvelle le pansement à bandelettes; on replace la sonde de caoutchouc vulcanisé, qui reste à demeure jusqu'au soir sans grande douleur.

Matin 38°,7, soir 38°,6.

20 février » 38°,5 » 38°,4.

21 » » 38° » 37°,5.

22 » » 37°,7 » 37°,4.

23 février. — Le malade urine spontanément; il ne s'écoule plus rien par la plaie, qui bourgeonne et se ferme. Il se lève et marche, mais sans sortir de la salle. Température normale.

12 mars. — Il n'y a plus eu de complications; la plaie est fermée; il n'y a plus qu'un peu de rougeur de la cicatrice, qui est dure, solide et légèrement rétractée vers l'intérieur du bassin.

13 mars. — Les urines contiennent une légère quantité d'albumine.

OBSERVATION III (1879).

Rétention d'urine, cathétérisme par un barbier, fausse route dans le péritoine, calculs, taille sus-pubienne, mort. (Observation recueillie par le Dr Ruhlmann, interne du service.)

Le nommé Desceker, Jacques, âgé de 75 ans, menuisier, de Strasbourg, entre le 21 avril 1879 à la salle 105, lit n° 24.

Antécédents. — Il y a 6 mois, le malade est venu en consultation à la salle 105 pour rétention d'urine, et M. le professeur Bœckel, en explorant le canal de l'urèthre et la vessie, constata l'existence d'un calcul vésical derrière la prostate hypertrophiée, en retournant le bec de la sonde en arrière.

Le malade se fit recevoir au service clinique de M. le professeur Lücke, qui le trouva trop faible pour subir l'opération de la taille et qui, pour cette raison, se contenta de remplir les exigences du moment par l'emploi du cathétérisme. Quand le malade eut appris à se sonder, il quitta la salle 103 et se sonda lui-même avec un cathéter en gomme. Dans les derniers temps il eut beaucoup de difficultés pour arriver avec la sonde dans la vessie et, pour cette raison, il se fit cathétériser par un barbier de la ville.

Ce dernier, n'arrivant plus depuis trois jours à introduire la sonde dans la vessie, fit appeler M. le docteur Jules Bœckel, qui se vit forcé de ponctionner à trois reprises différentes la vessie, vu qu'avec les sondes même les plus fines il n'arrivait pas à pratiquer le cathétérisme. C'est sur les instances du docteur Jules Bœckel que le malade se fit recevoir à l'hôpital civil.

État actuel. — Homme très amaigri et très faible. M. le professeur E. Bœckel fait des tentatives de cathétérisme avec des sondes et des bougies de différents calibres. Les cathéters pénètrent facilement jusqu'au col de la vessie, mais ne franchissent pas ce point. Depuis la ponction d'hier soir le malade n'a pas uriné, il accuse de fortes douleurs dans l'abdomen et demande avec instance une opération quelconque pour le débarrasser de l'urine retenue depuis hier. Il vomit des matières ayant l'aspect de marc de café; l'abdomen est légèrement douloureux à la pression. L'exploration du rectum fait supposer l'existence d'un calcul vésical qu'on avait constaté 6 mois plus tôt. M. le professeur BŒCKEL décide de pratiquer, à 4 heures de l'après-midi, l'opération de la taille sus-pubienne, tant pour évacuer l'urine que pour retirer les calculs.

Opération. — Le malade étant chloroformisé, M. le professeur BŒCKEL fait une incision longue de 3 à 4 centimètres sur la ligne médiane en commençant à un demi-centimètre environ au-dessus du pubis et divise la peau, le tissu adipeux et l'aponévrose abdominale. Les bords de la plaie étant écartés avec de grands crochets mousses, on voit au fond de la cavité opératoire la vessie distendue. M. BŒCKEL perce avec la pointe du bistouri les parois de la vessie et incise ces dernières sur une longueur de 2 centimètres environ.

Une assez forte quantité d'urine s'écoule par la plaie. L'opérateur introduit alors des tenettes dans la vessie, mais ne parvient pas à saisir le calcul; mais, par contre, avec la curette mousse il ramène successivement trois calculs qui y sont contenus. Après avoir examiné l'intérieur de la vessie, M. BŒCKEL essaye d'introduire une sonde par le canal de l'urèthre. Cette dernière, comme avant l'opération, pénètre avec facilité jusque vers le col vésical, mais ne franchit pas ce point. M. BŒCKEL fait passer alors une bougie olivaire, d'arrière en avant dans le canal de l'urèthre, y fixe, quand elle a franchi le méat, une sonde coupée n° 16 et franchit de cette façon, sans aucune difficulté, le point où les cathéters étaient régulièrement arrêtés. Un gros tube de caoutchouc, long d'environ 5 centimètres, est introduit dans la vessie et fixé aux parois abdominales.

La sonde reste à demeure. Le pansement consiste en un silk, une éponge et un morceau de mousseline qui couvrent la plaie.

Examen des calculs. — Ils sont composés de phosphate ammoniaco-magnésien, leur poids est de 9,70, 8,50, 5,75 grammes; leur circonférence par ordre de grandeur 4, 3 et 2 $^{1}/_{4}$ centimètres, et leur diamètre de 1 $^{3}/_{4}$, 1 $^{1}/_{2}$ et 1 $^{1}/_{4}$ centimètres.

Traitement. — La plaie est lavée matin et soir avec de l'eau légèrement phéniquée et garnie d'ouate salicylique. Le reste du pansement a déjà été décrit plus haut. Les éponges qui couvrent la plaie sont lavées avec de l'eau phéniquée 5 %, et changées toutes les trois heures. Le malade est couché à sec plusieurs fois dans la journée. Température 37°,5; nuit tranquille sans morphine.

22 avril. — L'urine a coulé en grande partie par la plaie; un peu d'urine a aussi coulé par la sonde à demeure; le malade a les extrémités froides. Température: matin 36°,8, soir 38°,4.

23 avril. — Dans la nuit, le malade a arraché la sonde à demeure, que l'on n'essaye pas de remettre en place; le ventre est un peu douloureux à la pression. Le malade refuse toute nourriture et toute boisson, à l'exception de bière et d'eau-de-vie.

Température: matin 37°,5, soir 38°.
24 avril » 37°,1 » 37°,9.
25 » » 37°,2 » 37°,6.

Extrémités froides; douleurs peu violentes à la pression dans l'abdomen. Un peu de bouillon et de lait qu'on lui fait prendre est vomi; cependant il supporte un peu de café noir.

26 avril matin 37°, soir 36°,9.
27 » » 36°,6 » 37°,5.
28 » » 38°,6 » 37°,9.

L'état du malade est toujours le même; à l'exception de bière, d'eau-de-vie et d'un peu de café, il ne prend absolument rien. La plaie abdominale va bien. Le tube à drainage est renouvelé aujourd'hui.

29 avril matin 37°,8, soir 37°,4.
30 » » 36°,6, » 37°.
1er mai » 37°,4, » 37°.

Extrémités toujours froides; le malade ne se plaint pas et sommeille presque toujours. État de la plaie abdominale très satisfaisant. Abdomen peu douloureux à la pression.

2 mai. — Le malade, très faible depuis hier soir, a succombé aujourd'hui à 11 ½ heures du matin.

Résumé de l'autopsie faite par M. le professeur DE RECKLINGHAUSEN. — Cœur légèrement dilaté et hypertrophié; poumons adhérents des deux côtés; les grosses bronches contiennent un peu de liquide muco-purulent, foie légèrement hypertrophié. Uretères dilatés des deux côtés; les reins renferment quelques kystes et des portions de tissu cortical entièrement graisseuses et qui tranchent par leur couleur blanche. Les anses intestinales sont accollées les unes aux autres par des mucosités fibro-purulentes. Le péritoine présente dans le repli de DOUGLAS une rougeur hémorragique et montre une perforation. Hypertrophie de la prostate, l'urèthre contient des mucosités séro-purulentes et ne présente pas de rétrécissement. Près du col de la vessie, la muqueuse de l'urèthre est décollée en deux endroits. Une fausse route mène dans le repli de DOUGLAS et se termine à la perforation du péritoine énoncée plus haut et faite certainement par le barbier. Une autre fausse route remonte entre les parois de la vessie et a une longueur d'environ 10 centimètres.

OBSERVATION IV (1880).

Calcul vésical volumineux chez un garçon de 2 ans, taille hypogastrique, suture vésicale, mort. (Observation recueillie par le Dr E. MÜLLER.)

Le 3 juin 1880 entre à la salle 35, lit n° 1, le nommé Félix Zink, âgé de près de 2 ans, de Gambsheim (Bas-Rhin). Le garçon était âgé de près de 1 an 1/2, lorsqu'on remarqua que, quand il voulait uriner, il s'inclinait en avant, tendant à se coucher sur le ventre et, dès que l'urine coulait, il se plaignait, se frottait la verge avec la cuisse et avait souvent une érection. L'enfant n'avait jamais pu être habitué à aller sur le pot. Le docteur ADAM de la Wantzenau l'envoya consulter M. le professeur E. BŒCKEL, qui, le 1er juin 1880, lui sonda la vessie et reconnut un calcul volumineux, pour l'extraction duquel la mère entra deux jours après à l'hôpital avec l'enfant. Le calcul pouvait être palpé entre l'index introduit dans le rectum, et la main placée sur la région hypogastrique; de cette façon on pouvait estimer son volume à celui d'un œuf de pigeon. Rien de particulier à noter pour l'alimentation, qui a consisté jusqu'à ce jour principalement en lait et soupe au lait. Une toux un peu forte, dont l'enfant se trouvait affecté depuis une huitaine de jours, fait qu'on ajourne l'opération.

19 juin. — Quinze jours après, la toux ayant diminué, on se décide à faire la taille hypogastrique, en raison du jeune âge de l'enfant, et du volume du calcul.

L'opération fut pratiquée le 19 juin 1880 par M. le professeur E. Bœckel, avec l'assistance de MM. les docteurs J. Bœckel, Lentz et Müller, le chloroforme fut administré par M. Kaltenthaler. On commence par reconnaître le calcul avec une sonde en argent à courbure moins forte que d'habitude, qui fut faite spécialement en raison de la rectitude du canal de l'urèthre chez l'enfant. On fit ensuite une incision de 5 centimètres sur la ligne blanche au-dessus du pubis. Arrivé sur la vessie, on y injecte de l'eau un peu phéniquée, puis on incise la vessie, et avec les tenettes on extrait un calcul d'acide urique cylindroïde à arêtes arrondies, ayant 3 centimètres de longueur sur 2 centimètres de diamètre transversal. On lave la vessie, puis on la ferme avec sept sutures perdues au catgut. La paroi abdominale est fermée également au moyen de deux sutures métalliques profondes, et de sutures entortillées superficielles intermédiaires. L'angle inférieur de la plaie est maintenu ouvert par un tube en caoutchouc. Pansement de Lister.

Trois heures après l'opération l'enfant est mouillé par un écoulement d'urine par la plaie abdominale, le soir de même. Température 37°.

20 juin. — Température: matin 39°,2, soir 38°,5. L'enfant a vomi quelquefois. On défait l'inférieure des sutures métalliques profondes et les sutures entortillées, et on désunit un peu la plaie vésicale. On lave la vessie, pansement à l'ouate salicylique. Dans la journée l'enfant a quelquefois des secousses nerveuses, quelques vomissements dans la journée jusqu'à 11 heures du soir.

21 juin. — Température: matin 38°,3, soir 38°,6. Lavage de la vessie, badigeonnage du ventre avec du collodion en raison du ballonnement.

22 juin. — Le matin pansement. Température: matin 39°,2, le soir 37°,8, mort à 10 heures du soir.

Autopsie par M. le professeur de Recklinghausen: L'incision passe à travers la face profonde de la peau, entre les muscles droits dans le tissu graisseux sous-péritonéal. A l'incision du ventre il s'écoule de la sérosité jaune. Dilatation de l'intestin grêle jusqu'à une anse, qui est adhérente derrière l'incision. L'adhérence est facile à détacher. La vessie proémine fortement dans sa partie supérieure. Au sommet de la vessie on remarque une place rouge circonscrite, de 15 millimètres de diamètre, qui est un peu mollasse et présente un revêtement péritonéal; aux environs se trouvent des masses fibrineuses. Quand on rompt l'adhérence, on tombe dans le ligament vésical latéral. Le ligament médian n'est pas bien marqué. En arrière de la place ci-dessus mentionnée, se trouvent des places verdâtres d'infiltration purulente sous-péritonéale. Dans le cul-de-sac postérieur se trouve du liquide purulent. L'uretère gauche est dilaté, le droit ne l'est que médiocrement. Dans le tissu sous-péritonéal se trouve du pus. A gauche la suppuration s'étend le long de la paroi du bassin. En sortant les intestins du petit bassin, on trouve du pus dans le tissu cellulaire pelvien gauche. La vessie est fortement contractée, vide; à un endroit se trouve un petit enfoncement dans la muqueuse. A cet enfoncement la muqueuse est un peu rouge, a un sommet proéminent, elle est un peu teintée de jaune. A la partie supérieure de la vessie se trouve l'incision; 2 centimètres à gauche les bords de la muqueuse sont un peu rouges et repliés. Couche musculaire intacte. Le long de l'incision du tissu cellulaire sous-péritonéal se trouvent de petits bouchons jaunes et de nombreuses sutures au catgut à moitié résorbé. On trouve ensuite, dans ce tissu lâche, une cavité produite par l'opération et tapissée d'une membrane lisse. Le péritoine ne présente pas de changement. Aux deux reins dilatation du bassinet. Au rein droit se trouvent des places blanches où la substance corticale est amincie; on ne trouve pas cela au rein gauche.

OBSERVATION V.

Taille hypogastrique, guérison.

Le nommé Baumer, Jean, âgé de 22 ans, horloger, de Schlestadt, entre le 2 juillet 1883 à la salle 103, lit n° 30.

Le malade est de taille au-dessus de la moyenne, mais de constitution assez faible; les muscles ne sont pas très accusés et bien développés sous une peau assez mince, et n'offrent presque pas de tissu adipeux. Le teint est assez pâle. Voici ce que le malade nous raconte au sujet du début et de la marche de sa maladie:

Comme enfant, et plus tard encore, il urinait souvent au lit pendant la nuit, malgré la peine qu'il se donnait pour l'empêcher. De temps à autre il ressentait des douleurs de côté pendant qu'il urinait, douleurs qui cessaient ordinairement aussitôt que la miction était terminée. Ces ennuis cessèrent environ vers l'âge de 15 ans. A partir de ce moment jusqu'à 18 ans, ainsi pendant 3 années consécutives, cessation complète de tout symptôme, excepté un ou deux accès de douleurs survenus chaque fois après une grande course dans la montagne; de temps en temps aussi il lui arrivait de pisser au lit. De 18 à 20 ans santé complète sans la moindre interruption. Il y a deux ans, sans cause connue, le malade ressentit, après avoir fini d'uriner, des picotements dans le gland, l'urine devint trouble et le besoin d'uriner se fit sentir plus souvent. De 20 à 21 ans les douleurs augmentèrent graduellement, de sorte qu'il finit par consulter son médecin, qui lui prescrivit de la tisane d'uva-ursi et plus tard de la tisane de bourgeons de sapins.

De 21 à 22 ans les douleurs augmentèrent encore d'intensité, le malade dut uriner quelquefois tous les quarts d'heure. Des lavages de la vessie avec une solution de nitrate d'argent procurèrent pendant quelque temps un peu d'amélioration. Il continuait à prendre en outre l'une ou l'autre de ses tisanes, beaucoup de lait et de l'eau de Soultzmatt. Il essaya une ou deux fois de faire une promenade à pied ou en voiture à cette époque; mais il dut y renoncer, parce que chaque fois les douleurs augmentaient jusqu'à devenir insupportables, et le malade pissait régulièrement du sang. Il dut donc se contenter de faire quelques pas dans la chambre ou le jardin et de se tenir le plus tranquille possible. C'est alors qu'il se décida à venir consulter ici, et à entrer définitivement au service de M. le professeur E. Bœckel, le 2 juillet 1883.

2 juillet. — Examen du malade chloroformisé avec le lithotriteur pour arriver à se faire une idée exacte de la taille, de la dureté et de la position du calcul constaté quelques jours auparavant, à l'aide d'une sonde métallique ordinaire. Si le cas était favorable, M. Bœckel voulait faire, séance tenante, la lithotritie rapide. Mais il ne parvint jamais à saisir le calcul entre les mors du lithotriteur, qui tombait sur le calcul, dès qu'il avait franchi le col vésical, pour glisser ensuite sur sa surface antérieure. Après plusieurs essais infructueux, pendant

lesquels s'écoulèrent chaque fois quelques gouttes de sang, M. Bœckel dut abandonner son projet primitif. Le toucher rectal permit de constater la présence d'un calcul volumineux, puisqu'on ne parvenait pas à en atteindre la limite supérieure avec le doigt. Pas d'hypertrophie de la prostate. Après avoir bien désinfecté la vessie avec une solution d'acide borique 4 °/₀, M. Bœckel abandonne la partie et se décide, vu les dimensions considérables du calcul et le peu de capacité de la vessie, à pratiquer dans quelques jours la taille hypogastrique. On laisse donc reposer le malade; la température, prise matin et soir, n'accusa aucune élévation à la suite de cette intervention. L'examen microscopique des urines, qui sont neutres, montre que le dépôt considérable, qui se forme, est composé principalement de globules de pus mêlés à quelques cellules épithéliales et quelques cristaux de phosphate ammoniaco-magnésien; enfin on aperçoit aussi quelques bactéries et microcoques.

Le matin du 4 juillet, le malade est purgé; le soir on lui donne un bain et une pilule d'opium (0,025).

5 juillet. — Le matin de bonne heure on donne au malade un lavement et une deuxième pilule d'opium. Taille hypogastrique. Chloroformisation. Lavage du rectum, dans lequel on introduit ensuite un pessaire de Gariel, qu'on remplit avec environ 250 grammes d'eau tiède, après avoir préalablement lavé et rempli la vessie avec une solution chaude d'acide borique 4 °/₀ à l'aide d'une sonde à robinet, que l'on retire ensuite. Désinfection de la région opératoire, rasée préalablement. Incision d'environ 7 à 8 centimètres de longueur sur la ligne blanche et à partir du bord supérieur de la symphyse pubienne. Le peu de tissu graisseux prévésical est refoulé vers le haut, et les lèvres de la plaie étant écartées avec deux crochets mousses, on aperçoit facilement et distinctement la vessie fluctuante au toucher. M. Bœckel la ponctionne avec un bistouri pointu, et après avoir accroché la vessie avec l'indicateur droit, la fixe avec les crochets mousses contre la paroi abdominale. Le doigt introduit dans le réservoir urinaire tombe aussitôt sur un énorme calcul remplissant toute la cavité. M. Bœckel, voyant l'impossibilité de l'extraire par l'ouverture primitive, ayant environ 3 centimètres de longueur, agrandit celle-ci de bas en haut. Après avoir fait basculer le calcul à l'aide de l'une des branches d'une

tenette articulée, de manière à l'extraire par son plus petit diamètre, il est encore obligé de faire quelques petits débridements multiples des deux côtés et parvient à extraire le calcul.

Après désinfection et lavage soigneux de la cavité vésicale, M. Bœckel place deux sutures métalliques à l'angle supérieur de la plaie des parois abdominales pour empêcher le prolapsus du péritoine. Il fixe ensuite avec des fils de soie un premier tube de gros calibre et mesurant environ 6 centimètres de longueur aux parois abdominales et, accollé au premier, un deuxième, de calibre un peu moindre et long d'environ 75 centimètres; l'extrémité libre de ce dernier plonge dans un vase placé à côté du lit du malade et contenant une certaine quantité de solution phéniquée. Le deuxième tube doit faire siphon. La plaie est couverte d'un morceau de mousseline iodoformée, sur laquelle on place une couche de mousseline phéniquée, une éponge phéniquée bien exprimée et une feuille de gutta-percha.

Le calcul mesure 73 millimètres de longueur, 55 millimètres de largeur et 40 millimètres d'épaisseur et pèse tout de suite après l'opération 122 grammes. Scié dans le sens de son grand axe, on trouve qu'il est formé au centre par trois calculs, de dimensions à peu près égales (grande noisette), soudés ensemble par des couches concentriques qui sont formées tantôt par de l'oxalate de chaux, tantôt et en majeure partie par du phosphate ammoniaco-magnésien.

Le soir, le malade, dont la température n'a pas atteint 38°, se porte assez bien, tout en étant faible. Comme nourriture on lui donne du lait, du bouillon bien dégraissé et de l'eau de Soultzmatt. Le siphon vésical ne fonctionne que faiblement; on l'amorce toutes les quelques heures en injectant un peu de solution d'acide borique par le tube-siphon.

6 juillet. — Élévation de température restant à 38°,6 toute la journée; mêmes pansement et traitement; le siphon ne fonctionne toujours que d'une manière très imparfaite.

7 juillet. — Température : matin 38°,4, soir 39°,2.

8 juillet. — Le malade se sent beaucoup mieux et plus fort, seulement la fièvre persiste même le matin.

Température : matin 38°,2, soir 38°,2.

9 juillet » 37°,8 » 38°,5.

10 juillet. — On enlève les sutures et on supprime le gros tube court.

Température : matin 38°,2, soir 38°,4.
11 juillet » 37°,2 » 38°,6.
12 » » 38°,2 » 38°.

Suppression du tube long devant former siphon. La plaie abdominale bourgeonne assez activement. Le malade, qui ne peut pas encore uriner spontanément, se couche de temps en temps de côté et, en toussant très légèrement, vide facilement sa vessie, qui contient encore toujours une urine très trouble, déposant très fortement et contenant de grands flocons de couleur jaune-verdâtre.

13 juillet. — On met aujourd'hui une sonde molle de Nélaton à demeure dans la vessie, de manière à ce qu'elle puisse se vider continuellement et pour que l'on puisse la laver avec la solution ordinaire d'acide borique. Le malade se plaint depuis ce matin de douleurs localisées dans la région du rein droit, qui est très sensible au palper. Ces douleurs sont pareilles, quoique moins intenses, à celles éprouvées autrefois par le malade.

Température : matin 37°,4, soir 38°,7.
14 juillet » 37°,3 » 38°,3.
15 » » 38°,2 » 39°,1.
16 » » 37°,4 » 39°.
17 » » 38° » 38°,1.
18 » » 37°,1 » 38°,4.
19 » » 38°,1 » 38°,4.
20 » » 37°,7 » 39°,8.

L'urine est toujours extrêmement bourbeuse et la fièvre atteint assez souvent 39° et au delà. On essaye aujourd'hui une injection vésicale d'une solution de nitrate d'argent de 1 : 300. La sonde molle, qui est à demeure, quoique étant d'un calibre assez fort, se bouche assez souvent, de sorte qu'il faut faire de temps en temps des injections pour la déboucher de gros flocons de pus. La plaie abdominale ne forme plus qu'une seule masse bourgeonnante montrant une toute petite ouverture.

21 juillet. — Le liquide, injecté par la sonde, ne sort plus que goutte à goutte par l'ouverture abdominale. Capsules de térébenthine quatre par jour.

Température : matin 37°,6, soir 39°,2.
22 juillet » 37°,5 » 38°.
23 » » 37°,5 » 39°,4.

Il ne passe plus une goutte de liquide par la plaie opératoire.

24 juillet. — On supprime aujourd'hui la sonde molle à demeure et on cathétérise le malade toutes les quelques heures; une ou deux fois par jour on fait suivre le cathétérisme par une injection d'acide borique.

Température : matin 38° soir 38°,4.
26 juillet » 37° » 38°,3.
27 » » 36°,9 » 38°,2.
28 » » 38°,5 » 39°,3.
29 » » 38°,5 » 39°,6.

On supprime les capsules de térébenthine et on les remplace par du tannin 0,05 toutes les deux heures.

Température : 30 juillet matin 38°,3, soir 40°,3.
31 » » 38°,2 » 39°,5.
1er août » 38° » 38°,8.
2 » » 37°,8 » 39°.
3 » » 37°,3 » 38°,8.
4 » » 37°,7 » 39°.
5 » » 37°,6 » 39°.
6 » » 37°,8 » 40°,5.

La température du soir continue à être très élevée; on supprime le tannin et on permet au malade de se lever avec précaution pour aller s'asseoir dans un fauteuil; on espère aiguiser un peu l'appétit peu considérable du malade par ce changement de position.

Température : 7 août matin 37°,6, soir 39°,2.
8 » » 38° » 39°,6.
9 » » 37°,6 » 38°,6.
10 » » 37°,4 » 39°,2.

Le malade a pris 2 à 3 bains et se lève presque tous les jours; ce soir, pendant qu'il est tranquillement assis, la plaie abdominale se rouvre subitement et le malade est inondé par un flot d'urine. On lui fait de nouveau garder le lit.

Température : 11 août matin 37°,7, soir 38°,7.
12 » » 36°,8 » 39°,2.
13 » » 37°,2 » 38°,8.

Température : 14 août matin 37°, soir 38°,5.
15 » » 37°,6 » 38°,6.

Le malade, qui a gardé le lit depuis 5 jours, urine aujourd'hui pour la première fois spontanément.

Température : 16 août matin 37°,5, soir 38°,4.
17 » » 37°,5 » 39°,3.
18 » » 37°,7 » 38°,3.

L'ouverture de la plaie abdominale, après s'être de nouveau fermée peu à peu, ne laisse plus passer aujourd'hui une goutte de liquide. Le malade, qui s'affaiblit lentement, préfère garder le lit toute la journée. Il se nourrit assez bien, mais la quantité de pus qui se trouve dans les urines le mine manifestement. Les douleurs, toujours localisées dans la région du rein droit, diminuent de temps en temps d'intensité, mais n'ont plus disparu un seul jour. De temps à autre le malade se plaint de douleurs passagères dans la région rénale gauche.

L'examen microscopique des urines ne fournit rien de particulier; malgré les recherches les plus actives on n'y découvre pas de cylindres rénaux. La masse d'albumine obtenue par la cuisson et l'addition d'acide nitrique correspond à la quantité de pus qui est renfermée dans l'urine. Un instant on s'est demandé si l'extirpation du rein droit ne pourrait pas améliorer et même guérir complètement l'état du malade. Mais son état de faiblesse, la déperdition graduelle de ses forces et les douleurs passagères du côté du rein gauche font abandonner cette idée et on essaye de soutenir le malade par de grandes quantités de lait qu'on lui fait mélanger à de l'eau de Vichy ou de Soultzmatt. En outre, on le nourrit aussi substantiellement que possible et on lui donne de petites quantités de vin de Bordeaux.

Température : 19 août matin 37°, soir 36°,5.
20 » » 36°,8 » 39°,5.
21 » » 36°,8 » 39°.
22 » » 37° » 38°,8.
23 » » 37° » 38°,8.
24 » » 37°,2 » 38°,8.
25 » » 36°,8 » 39°,6.
26 » » 37°,5 » 39°,2.
27 » » 37°,2 » 38°,6.
28 » » 37°,5 »

Le malade quitte aujourd'hui le service dans le même état et ayant encore une fistule abdominale. Les organes thoraciques sont intacts. On lui recommande de continuer sa cure de lait, tout en mangeant de la viande saignante et en buvant un peu de bon vin rouge.

15 octobre. — Le malade revient se montrer aujourd'hui à la salle 103. Il nous raconte que 15 jours après son départ du service, il ressentit une amélioration notable; le dépôt de l'urine diminua et celle-ci gagna en clarté. La fistule hypogastrique, après s'être fermée et rouverte tour à tour, se cicatrisa définitivement trois semaines après sa rentrée, c'est-à-dire le 20 septembre, environ 2 mois et demi après l'opération.

Les douleurs du côté du rein droit ont cessé ou ne se montrent plus que très rarement et sans grande intensité. Le malade urine facilement et régulièrement toutes les 3, 4 à 5 heures. En outre, il a très bon appétit et consomme, à côté de sa nourriture ordinaire, tous les jours deux litres de lait; aussi est-il presque méconnaissable en raison de son embonpoint. Il est assez rétabli pour avoir pu recommencer à travailler un peu dans les derniers jours.

La cicatrice mesure presque 5 centimètres de longueur sur 3 centimètres de largeur; elle est ferme et adhérente à la profondeur vers son sommet supérieur. Il existe une légère diastase des muscles droits, de manière que l'on peut interposer le médius. La pression de la région rénale droite ne provoque que des douleurs instantanées et peu sensibles.

L'examen des urines nous fait constater un dépôt considérable formé principalement de globules de pus avec quelques cellules épithéliales, pas de cylindres rénaux. L'albumine est en rapport des corpuscules de pus. On prescrit au malade de continuer la cure de lait et de prendre tous les jours 8 à 10 grammes de benzoate de soude.

Ces cinq cas de taille hypogastrique datent d'époques différentes et ont été traités différemment, selon le courant dominant suivi par la thérapeutique chirurgicale à ce moment. La dernière seule a été pratiquée avec le ballonnement rectal, qui a été, à cette occasion, d'une réelle utilité à cause du poids du calcul.

Nous allons maintenant considérer le manuel opératoire usité de nos jours et devant donner les meilleurs résultats. Nous parlerons en même temps des difficultés, complications et accidents qui peuvent survenir pendant et après l'opération.

Il est naturel que l'on tâchera de mettre l'opéré dans les meilleures conditions générales possibles. Certains chirurgiens, entre autres MM. PÉRIER et PETERSEN, proposent de faire quelque temps avant l'intervention chirurgicale des injections antiseptiques journalières dans la vessie : 1° dans le but de combattre le catarrhe vésical dont sont toujours atteints, à des degrés différents il est vrai, les calculeux; 2° dans le but de leur dilater progressivement la vessie, de manière à la faire proéminer davantage lors de l'opération. En effet, plus celle-ci dépassera la symphyse pubienne, plus l'opération sera facile et exempte de danger. Seulement, il est important de faire remarquer que les vessies qui sont très rebelles à la distension et qui auraient le plus besoin de cette gymnastique quotidienne, ont des parois pathologiques, qu'il s'agit de ne pas vouloir distendre grandement si on ne veut pas les voir se rompre. Comme par-dessus le marché les parois vésicales sont dans ce cas non seulement peu élastiques, mais aussi souvent d'inégales épaisseur et résistance (diverticules, parties incrustées, etc.), il faut faire ces injections avec beaucoup de prudence, sans oublier en outre que le cathétérisme répété et les injections, même données, comme elles doivent l'être, à la température du corps humain, irritent parfois la muqueuse vésicale au point de provoquer une élévation de température. Nous ne conseillons de faire les injections vésicales avec la plus extrême prudence que si le catarrhe du réservoir urinaire le réclame et qu'autant qu'il est nécessaire pour se faire une idée nette de la capacité vésicale, dont la connaissance nous est indispensable avant l'opération, car, pendant celle-ci, le malade étant chloroformé au moment de l'injection, nous pourrions dépasser facilement les limites et causer un préjudice à notre malade avant toute autre intervention. Nous n'avons pas non plus grande confiance dans le traitement interne par l'acide salicylique, etc., pour arriver à modifier l'alcalinité des urines, pratique recommandée également par M. Petersen.

Si l'opération est précédée d'une séance de lithotritie explorative, nous laissons le malade se reposer pendant quelques jours, nous surveillons sa température pendant deux à trois jours et opérons dès que nous avons constaté que décidément tout est en ordre. Peut-être serait-il sage d'opérer aussi, surtout si l'on sait que la vessie en question est très irritable, séance tenante, quitte à mettre encore plus de soins et de prudence dans la désinfection du réservoir urinaire. Dans tous les cas, il est préférable d'opérer le malade à un moment où il est tout à fait apyrétique.

La veille du jour de l'intervention définitive, le malade, que l'on aura purgé le matin, prendra un bain tiède prolongé le soir et une pilule d'opium (0,025—0,05). Le lendemain deuxième pilule d'opium pour arrêter les selles et lavement simple assez considérable pour nettoyer convenablement le rectum.

Une fois que le malade est couché, dans le décubitus dorsal ordinaire, sur la table d'opération et anesthésié, nous lui savonnons et rasons soigneusement la région opératoire, que nous désinfectons en fin de compte avec une solution phéniquée forte (5 %). Nous pratiquons ensuite le cathétérisme avec une sonde à robinet et, après avoir vidé la vessie avec soin, nous la lavons à différentes reprises avec une solution d'acide borique 4 % ou aussi avec une solution phéniquée faible 2 %, après quoi nous injectons finalement 200—300 grammes de l'une de ces solutions antiseptiques dans le réservoir urinaire. Le remplissage de la vessie est une affaire délicate, parce qu'il ne peut être établi exactement et de prime abord quelle quantité maxima on peut y introduire, et cependant il est important d'y injecter le plus de liquide possible. Selon l'état des parois, l'irritabilité de la muqueuse, son état normal ou pathologique, la vessie se laissera distendre plus ou moins. En tout cas, il faut cesser dès que le piston de la seringue rencontre une résistance appréciable et qu'il ne faut pas vouloir dépasser, de crainte de provoquer une rupture plus ou moins complète, comme cela est arrivé à MM. Weinlechner (Stat. n° 12) et Monod (Stat. n° 37*c*). C'est pourquoi il sera sage, même si l'on ne rencontre pas de résistance, de suivre le conseil de M. Guyon et de ne pas injecter au delà de 300—350 grammes de liquide, quantité qui est d'ailleurs, d'après le même auteur, la plus appropriée pour rendre l'opération facile et écarte le plus possible le danger de la blessure du péritoine. Nous lions ensuite la verge sur la sonde à robinet avec un tube en caoutchouc ou nous faisons comprimer celle-ci par l'un des aides; de cette façon nous évitons l'extraction de la sonde au moment de l'incision vésicale.

Après l'injection vésicale nous procédons au ballonnement du rectum. Nous introduisons dans celui-ci un pessaire de Gariel de moyen calibre chez l'adulte et nous le remplissons avec de l'eau tiède, dont la quantité varie, selon les cas, de 300 à 600 grammes. Nous cessons d'injecter de l'eau dès que nous rencontrons une résistance notable, ou que nous constatons que la vessie forme un globe assez résistant et nettement proéminent au-dessus de la symphyse pubienne. Après désinfection définitive de la région hypogastrique avec la solution phéniquée forte on procède à l'acte opératoire proprement dit.

Le chirurgien placé à la droite du malade pratique, en commençant sa section sur la symphyse pubienne même, une incision variant de 8 à 12 centimètres de longueur chez l'adulte, en restant aussi exactement que possible sur la ligne médiane. Il est bon de sectionner la peau au-dessus de la symphyse pour permettre, en cas de non-fonctionnement des tubes-siphons, au liquide de s'écouler vers le bas par cette espèce de gouttière. La peau et la graisse sous-cutanée étant nettement sectionnées, nous avons à traverser la ligne blanche, qu'il importe de trouver et d'inciser sur la sonde cannelée de haut en bas. Toutefois, en cas que l'incision ait dévié de la ligne médiane, pour une raison ou pour une autre, il vaudra mieux faire sa section à travers le bord de l'un des muscles droits, au risque d'avoir un peu de sang, et rester exactement dans le même plan vertical, que de quitter la direction une fois choisie, pour aller à la recherche de la ligne blanche et avoir de la sorte une plaie dont les différents plans ne se correspondent plus. Car, au lieu d'avoir alors une plaie formant légèrement entonnoir vers la vessie, nous aurons une plaie anfractueuse et favorisant la production du phlegmon périvésical. L'aponévrose abdominale, mise bien à nu, est sectionnée en dédolant à l'angle supérieur de la plaie et fendue sur la sonde cannelée glissée autant que possible dans la ligne médiane et de haut en bas. Un crochet mousse étant introduit de chaque côté, nous apercevons alors la couche graisseuse prévésicale qui est en connexion directe avec le cul-de-sac péritonéal, moment sur lequel M. Guyon appelle particulièrement l'attention du chirurgien. Cette couche de graisse nous avertit que nous sommes à proximité du péritoine; aussi devons-nous, selon le sage conseil de l'habile spécialiste parisien, introduire à ce moment l'index gauche dans la plaie et récliner graisse et péritoine jusqu'à l'angle supérieur de la plaie. De cette façon nous évitons facilement le péritoine sans l'avoir vu.

J'omets à dessein de traiter ici la question de la hauteur du cul-de-sac péritonéal variant selon l'individu et la quantité de liquide injectée dans la vessie et le ballon rectal. Cette question a été traitée avec beaucoup de soins par les anatomistes (Sappey, Tillaux, etc.) d'abord, ensuite par MM. Petersen, Guyon, Langenbuch, Duchastelet, Bouley, etc.). Chacun de ces auteurs a fait des recherches plus ou moins nombreuses sur le cadavre sans arriver toutefois à un résultat permettant d'en déduire une règle certaine, l'individualité jouant toujours un trop grand rôle. Renvoyant pour plus de détails aux auteurs précités, je me contenterai de citer, comme beaucoup d'autres, les résultats fournis par la statistique de M. DULLES[1], où sur 478 cas de taille hypogastrique, le péritoine a été lésé 13 fois seulement, encore la mort ne s'en est-elle suivie que 3 fois. Dans la liste des 94 cas réunis plus loin, je ne trouve la blessure du péritoine mentionnée qu'une seule fois, dans le cas de M. LISTER, cas suivi d'ailleurs de guérison. La blessure du péritoine arrive presque nécessairement seulement avant l'incision de la vessie et n'a dans ce cas et de nos jours plus grande importance; seulement nous conseillons de ne pas suivre les préceptes de MM. ÉTIENNE[2] et BOUILLY[3], qui engagent le chirurgien à couvrir cette plaie d'une éponge propre ou d'une compresse chaude pour éviter le contact de l'urine et du sang et de faire seulement, l'opération terminée, la suture de la séreuse; mais nous fermerons la plaie du péritoine dès qu'elle aura été reconnue, la suture étant le meilleur moyen de préserver le péritoine d'une contamination dangereuse.

L'index gauche restant à demeure à l'angle supérieur de la plaie, nous pouvons maintenant, sans crainte, inciser la vessie de haut en bas. La longueur de l'in-

---

1. DULLES, *Supra-pubic lithotomy, an attempt to ascertain its merits and practicability as a general method: founded upon an analysis of 478 cases.* Americ. Journ. of med. Sc., 1875.

2. ÉTIENNE, *Parallèle des tailles vésicales.* Thèse d'agrégation. Paris, 1883, p. 147.

3. BOUILLY, Art. *Taille* du *Nouv. Dict. de méd. et de chir. pratiques.* Gaz. méd. de Paris, 1883, p. 301, 311 et 326.

cision dépendra de la grandeur du calcul à extraire, mais elle ne devra jamais trop s'approcher du col, de crainte d'intéresser le plexus veineux se trouvant à cette hauteur et pouvant donner lieu à une hémorragie veineuse et difficile à arrêter. Ordinairement, le suintement sanguin en nappe s'arrête facilement à la suite d'une douche froide. Quelquefois nous voyons, au premier coup de bistouri intéressant la vessie, une hémorragie assez forte, c'est que les veines sont comprimées par l'injection vésicale. Dans ce cas, la ponction franche de la vessie, comme celle de la trachée dans la trachéotomie, sera le meilleur moyen de parer à toute éventualité; c'est pourquoi aussi nous préférons la ponction de la vessie avec le bistouri à l'incision couche par couche de ses parois. Souvent l'hémorragie cesse aussitôt après l'enlèvement du ballon rectal. Aussitôt la vessie ouverte, il est bon d'y glisser l'index de la main gauche et de l'accrocher ainsi. Cela fait, on applique de chaque côté le crochet mousse dans la vessie, de manière à écarter convenablement la plaie et à maintenir, en même temps, les différents plans de la plaie en place. L'extraction du calcul est ordinairement assez facile à l'aide du doigt ou de la curette (surtout avantageuse dans l'extraction de calculs très friables), des tenettes droites ou courbes. Cependant, dans le cas de calculs très volumineux, il faut souvent faire des manœuvres assez longues et pénibles pour extraire le calcul par son plus petit diamètre et l'on est quelquefois forcé d'agrandir la plaie par des incisions latérales multiples. Dans ce cas la tenette forceps pourra quelquefois être utile. Naturellement la difficulté sera encore plus grande si le calcul est enchatonné; malgré l'accès facile, donné par l'ouverture antérieure de la vessie et le plan postérieur assez solide formé par le ballon rectal, il sera quelquefois impossible d'extraire le calcul, à moins de le broyer dans sa loge, ce qui ne sera pas sans inconvénients, ou de débrider le col du diverticule, ce qui ne sera pas sans danger. La cystotomie sus-pubienne permettra dans ce cas, non seulement de guider l'instrument et son application avec le doigt, mais de surveiller avec l'œil chaque manœuvre; ce qui empêchera, sinon de saisir, au moins de maltraiter gravement la muqueuse.

En cas d'extraction laborieuse du calcul, surtout dans les cas où la vessie est fortement contracturée et embrasse étroitement le calcul, il est important de ne pas trop tirer sur le calcul sans fixer, en même temps, les parois vésicales, surtout au moment où on lui fait traverser l'incision de la vessie, sans quoi celle-ci suit l'ascension du calcul; nous risquons de la sorte d'attirer la vessie hors de la plaie et de la décoller aux environs de la plaie et nous facilitons grandement la production de l'infiltration urineuse.

Une fois le calcul enlevé, on pratique des lavages répétés pour enlever les débris de la pierre et, après avoir examiné toute la surface vésicale avec le doigt, pour être bien sûr de n'avoir rien oublié, on lâche les deux crochets mousses, on vide le ballon rectal et il nous reste à résoudre le problème d'empêcher l'infiltration urineuse et le phlegmon périvésical. On peut y arriver de deux façons tout à fait contraires : ou bien en favorisant ou plutôt en provoquant l'écoulement continu et complet des urines par la plaie, sans qu'elles baignent celle-ci, par l'application de tubes-siphons, ou bien en empêchant tout contact ultérieur de cette plaie avec le liquide vésical, par la suture de la vessie.

On a inventé de nombreux appareils plus ou moins compliqués pour procurer à l'urine, contenue dans la vessie, un chemin sûr et facile vers le dehors, mais longtemps en vain. Le chemin qui paraît le plus simple, celui par une sonde en gomme, placée à demeure, a toujours été essayé en vain, sans que l'on sache encore aujourd'hui bien pourquoi. Quelques chirurgiens ont fait une boutonnière périnéale, mais nous rejetons cette pratique pour deux raisons: d'abord parce qu'elle complique fortement l'opération primitive, et ensuite parce qu'elle n'offre aucun avantage pour l'écoulement du liquide urinaire. Les tubes-siphons ont été essayés dans différentes combinaisons; il paraît que le seul bon système consiste à adosser deux gros tubes allant jusqu'au fond de la vessie et plongeant par leur extrémité dans un urinoir placé entre les jambes du malade. C'est le moyen le plus efficace et le plus simple; il a été indiqué, en premier lieu, par M. Périer et employé avec succès par M. Guyon. Il suffit, en effet, d'introduire, après l'enlèvement ou pendant le dégonflement du ballon rectal, les deux tubes en caoutchouc, à parois épaisses et ayant une ou deux ouvertures latérales à leur extrémité vésicale, jusqu'au fond de la cavité et de les fixer solidement à la paroi abdominale à l'aide d'un fil de métal ou de soie. En cas de non-fonctionnement par obstruction des tubes, ce qui arrive presque régulièrement, il suffit d'injecter un peu de liquide antiseptique par l'un des tubes pour déboucher l'autre.

Ce système de drainage a l'avantage de permettre d'appliquer avec soin un pansement de Lister complet sur la plaie, sans qu'il soit mouillé par les urines, ce qui rendrait tout pansement antiseptique illusoire.

Certains opérateurs, comme Albert, Dorfwirth, Nicoladoni, Ultzmann, Krabbel, Zesas, etc., prétendent que le meilleur moyen et le seul efficace d'obvier à l'infiltration urinaire, c'est la suture de la vessie.

Laissant de côté la question de savoir comment et avec quels matériaux il faut la faire (tous les auteurs sont d'accord qu'il ne faut jamais saisir et comprendre la muqueuse dans l'anse du fil, mais chacun d'eux a sa méthode à lui), question pour laquelle nous renvoyons aux nombreuses propositions des différents auteurs qui s'en sont occupés, nous discuterons l'utilité de la suture, ses avantages et ses inconvénients.

Si la suture vésicale réussissait au moins dans la majorité des cas, personne ne penserait à douter de son utilité, car nous transformons ainsi du coup la plaie opératoire en une plaie des plus simples et dont il est facile de se rendre maître promptement; en même temps nous empêchons une fois pour toutes l'infiltration urinaire. Malheureusement tel n'en est pas le résultat. En outre, tout le monde est d'accord que la suture de la vessie forme une opération délicate, souvent très difficile et quelquefois même impossible, malgré l'avantage fourni de nos jours par le ballonnement rectal.

Si nous passons en revue les 94 cas de taille hypogastrique réunis plus loin, nous y trouvons 20 cas où la suture a été faite à l'aide de catgut ou de soie. Eh bien! sur tous ces cas il n'y a eu que deux cas (n°s 10 et 32) où la guérison per primam de la plaie vésicale ait été constatée.

On note dans un grand nombre des autres observations de suture vésicale que tel ou tel jour (en moyenne le 4 ½ jour) un léger filet d'urine ou même le flot tout entier s'est déversé par le tube à drainage placé dans l'angle inférieur de la plaie abdominale. De plus, en comparant la moyenne de la durée totale du traitement jusqu'à guérison complète, dans les cas avec et sans sutures vésicales, nous ne trouvons qu'une différence de 11 ½ jours (avec sutures 29,99 jours, sans sutures 41,43 jours) à l'avantage des cas où la suture a été pratiquée; mais, par contre, nous constatons aussi que sur 7 cas, dans les 94 où la mort a été causée par l'infiltration urineuse, 5 fois cet accident s'est produit à la suite de la suture vésicale. Cela n'a rien d'étonnant si nous considérons que d'abord la vessie a été toujours plus ou moins fortement tiraillée et décollée pendant l'application des points de suture, et qu'en second lieu, la suture ayant une fois fait défaut, alors que la plaie abdominale cutanée était réunie, toutes les facilités sont données à l'urine de s'infiltrer dans les tissus adjacents et de donner fatalement lieu aux accidents mortels.

Il est vrai que l'on nous objectera un peu avec raison, qu'ordinairement la filtration d'urine n'a lieu que le jour où les tissus sont assez réunis aux environs de la plaie pour empêcher l'infiltration de l'urine dans le tissu lâche périvésical. Mais pour peu que la suture lâche un peu de bonne heure, ce qui est arrivé plus d'une fois, nous aidons à provoquer l'infiltration urineuse tout en voulant absolument l'empêcher. Les résultats de la suture ont été jusqu'ici si peu engageants et si inconstants, que M. Dorfwirth, après l'avoir pratiquée avec succès, dit à la fin de sa dernière communication, qu'il y renonce pour toujours et que M. Albert, l'un de ses plus chaleureux défenseurs, avoue qu'en vue des mauvais résultats obtenus jusqu'ici, on est en droit de se demander s'il faut persévérer dans cette voie ou l'abandonner.

M. E. Bœckel aussi y est opposé.

Nous, pour notre part, nous y renonçons pour ces différentes raisons, mais à regret, il est vrai. Nous aimons mieux voir notre malade guérir quelques jours plus tard et à peu près sûrement que de compliquer et allonger notre opération par une suture, qui, en fin de compte, ne tiendra tout de même pas et causera peut-être même le malheur de notre malade.

La suture n'a pas d'autres avantages et son omission n'offre pas d'autres inconvénients. En tous les cas, si nous voulions suturer la vessie, nous nous passerions de tous les instruments spéciaux, plus ou moins compliqués et pratiques, pour n'employer que l'aiguille ordinaire et la soie phéniquée de préférence au catgut.

Enfin, nous rejetons l'emploi du thermo-cautère comme inutile et dangereux. Il est inutile, parce que la cystotomie sus-pubienne se pratique presque à blanc et que l'emploi du thermo-cautère ne garantit nullement, comme on a bien voulu le dire, contre l'infiltration urineuse. Il est dangereux, parce que si jamais une méthode de cystotomie peut conduire à la blessure du péritoine, c'est celle-ci, malgré l'appareil spécial de M. Th. Anger. Sur les 94 cas rassemblés par nous, il n'y en a que

5 où la taille hypogastrique ait été pratiquée de cette façon (n°s 27, *40a*, *40b* Th. Anger, n° 30 Le Dentu, n° 39 Verneuil) avec un cas de mort dans les 48 heures (n° *40b*).

Après avoir fixé les drains dans la plaie et fait un dernier lavage antiseptique, nous pouvons appliquer à l'angle supérieur de la plaie, cutanée et musculaire, qui ne correspond plus à la vessie en raison de la rétraction de cette dernière, une ou deux sutures profondes métalliques selon la longueur de l'incision, afin d'empêcher le prolapsus du péritoine, et quelques sutures superficielles qu'on enlève après quelques jours.

Le pansement, en cas de fonctionnement complet des tubes-siphons, sera le pansement de Lister, dans lequel on pourra intercaler avec avantage une grande éponge plate bien désinfectée et exprimée et fendue pour livrer passage aux drains. L'éponge sera utile pour deux raisons : elle comprimera légèrement la plaie et absorbera l'urine qui peut s'écouler à côté des tubes. En cas que, malgré les peines que l'on se donne pour amorcer les tubes et les mettre bien en place, ceux-ci ne fonctionnent tout de même pas comme siphon, ce qui arrive malheureusement assez souvent, il est rationnel de laisser de côté tout pansement compliqué et de se contenter de couvrir la plaie d'un silk ou d'une bandelette de mousseline iodoformée; par-dessus quelques couches de mousseline phéniquée on placera une éponge bien désinfectée et le tout sera recouvert d'une feuille de gutta-percha et fixé par un simple bandage de corps. C'est le pansement employé par M. E. Bœckel dans deux de ses cas (Obs. III et V). Dans le cas IV, où la suture vésicale a été tentée, un pansement de Lister complet a été appliqué, comme c'est de règle dans ces cas.

Comme nous l'avons déjà indiqué plus haut, la mise à demeure d'une sonde dans la vessie est tout à fait illusoire, à moins de pratiquer la suture. Ce n'est ordinairement que lorsque l'on peut supprimer l'un ou même les deux tubes-siphons que la sonde uréthrale est à sa place; c'est la plupart du temps le cas au commencement de la deuxième semaine. Dans le cas V, elle a été essayée le huitième jour. Si la sonde n'est pas supportée, ou si l'on préfère employer le cathétérisme répété, il faudra le faire, au commencement, au moins toutes les 3 heures; plus tard, en cas que l'urine ne reprenne pas d'elle-même le chemin naturel, on pourra attendre plus longtemps.

Des bains tièdes prolongés rendent souvent de bons services, surtout en cas de complications rénales.

La nourriture du malade se composera, au début, principalement de lait, de bouillon dégraissé, d'œufs et d'eau de Soultzmatt ou de Vichy. Une fois les premiers jours passés sans encombre, on pourra revenir peu à peu à la nourriture ordinaire et donner un peu de vin rouge, s'il n'existe pas de contre-indication par suite de maladie des reins; dans ce cas, la cure de lait est indiquée.

Il sera toujours très avantageux de veiller exactement à ce que le malade ait une selle journalière et facile, surtout pendant le début, excepté les 4 à 5 premiers jours, où nous provoquons à dessein la constipation par les narcotiques, pour ne pas déranger le fonctionnement des tubes et pour empêcher les mouvements intestinaux jusqu'à la réunion du coin supérieur de la plaie.

On a indiqué avec une certaine insistance, comme complication tardive de la taille hypogastrique, la persistance d'une fistule urinaire. Mais il m'a été impossible de trouver un seul cas de ce genre. Il arrive quelquefois, comme dans notre dernier cas (Obs. V), que la cicatrice se rouvre et se referme à plusieurs reprises; mais toujours et après relativement peu de temps, elle est restée fermée pour toujours, formant une cicatrice ferme et résistante malgré la longueur de l'incision vésicale et les débridements latéraux. C'est au contraire dans la taille périnéale que cet accident peut arriver. M. Étienne cite 11 cas de ce genre[1].

Quant à l'éventration, dont on a aussi beaucoup parlé, comme accident final, nous ne croyons pas qu'elle puisse jamais arriver après une simple incision longitudinale, au moins nous ne connaissons pas de cas pareil. La légère diastase des muscles droits, constatée dans l'Obs. V, ne peut être rangée dans cette catégorie, car, même en faisant tousser le malade, nous ne parvenons pas à lui faire provoquer une hernie. L'éventration peut être, au contraire, la suite du procédé consistant à débrider, d'un ou des deux côtés, les muscles droits, ce qui est, à notre avis, absolument à rejeter et inutile par-dessus le marché. Il en est de même et à plus forte raison du procédé de M. Langenbuch, qui n'a, d'ailleurs, jamais été exécuté sur le vivant et est resté heureusement à l'état de théorie.

1. Étienne, loc. cit., p. 80.

Si maintenant, après l'étude du manuel opératoire usité de nos jours pour la taille hypogastrique, nous lui opposons à grands traits et en quelques mots seulement, il est vrai, la pratique de la taille périnéale dans ses différentes modifications, tout est à l'avantage de la première.

En effet, nous sommes obligés d'avouer que, dans la taille périnéale, nous travaillons complètement dans l'obscurité. Nous nous marquons l'endroit du périnée où nous voulons inciser, nous y enfonçons le bistouri jusque dans la vessie, n'ayant pour lui d'autre guide que le doigt. Nous risquons ainsi de couper, chemin faisant, les corps caverneux, des vaisseaux importants, les vésicules séminales et de blesser le rectum. Une assez forte hémorragie est de règle; aussi a-t-on inventé toute une série d'appareils destinés à l'arrêter. Nous sommes obligés ensuite de traverser la prostate, dont la grandeur est si variable selon l'âge de l'individu, et une fois que nous sommes arrivés dans la vessie, nous nous voyons souvent obligés d'agrandir l'incision et de contusionner plus ou moins gravement, selon les cas, les tissus des différents organes qu'il nous faut traverser pour extraire le calcul. En cas que nous trouvions plusieurs calculs ou que nous soyons obligés d'en fragmenter un, l'extraction est renouvelée nécessairement nombre de fois et avec elle la contusion de la plaie profonde. Quelle différence en faveur des simples manœuvres de la cystotomie sus-pubienne!

Si nous résumons les avantages de la cystotomie sus-pubienne, nous trouvons à son actif: simplicité et facilité de l'opération, absence ou rareté extrême de l'hémorragie, pas de lésions d'organes importants à craindre, facilité et sûreté d'extraction du calcul quel qu'il soit, possibilité d'extraire des calculs enchatonnés et adhérents, de telle sorte que l'opération est toujours complète, facilité d'introduire un grand nombre de fois tous les instruments possibles sans contusionner grandement les lèvres de la plaie, facilité d'examen de la vessie dans toute son étendue, possibilité tout aussi grande que dans la taille périnéale, d'extirper une portion de la prostate hypertrophiée, lavage vésical facile et fructueux, enfin latitude d'appliquer un pansement antiseptique en cas de fonctionnement complet des tubes ou si nous avons le courage de pratiquer la suture vésicale; dans tous les cas la plaie hypogastrique peut rester toujours plus ou moins aseptique, même si l'urine déborde quelquefois, tandis que la plaie périnéale est nécessairement et constamment baignée par l'urine et les matières fécales.

Comme inconvénient sérieux de la taille hypogastrique, nous ne connaissons que le danger de l'infiltration urineuse, qui n'est, d'ailleurs, pas étranger non plus à la taille périnéale.

Comme inconvénients et dangers immédiats de la taille périnéale, nous trouvons la difficulté opératoire, l'hémorragie régulière et souvent inquiétante, la fréquence de fausses routes, de déchirures et délabrements de la prostate, du col et de la vessie elle-même, la possibilité de la blessure du rectum, les difficultés d'extraction des calculs et des corps étrangers, les dangers d'extraction laborieuse chez les vieillards, à travers une prostate hypertrophiée et ayant perdu sa souplesse, l'impossibilité d'appliquer le moindre pansement antiseptique.

Comme suites fâcheuses et plus lointaines nous avons à enregistrer : l'hémorragie secondaire, l'infiltration et l'inflammation des tissus voisins dans le bassin (infection purulente), enfin l'incontinence, l'impuissance et la stérilité, la persistance de fistules.

La lithotritie enlevant à la taille périnéale les cas les plus avantageux, et la gravité de cette opération augmentant considérablement avec la taille progressive des calculs et la multiplicité des manœuvres nécessaires à leur fragmentation et extraction, notre choix ne peut être douteux.

La taille hypogastrique, dont nous avons déjà fait entrevoir quelques applications dans la discussion du manuel opératoire, est indiquée dans les circonstances suivantes :

1° Dureté et volume considérable du calcul et difficulté ou impossibilité de le saisir avec le lithotriteur. Les calculs de ce genre ont ordinairement un diamètre de 5 centimètres et au delà. Avec la résistance du gros calcul, qui est en raison directe de son volume, augmente aussi la difficulté de le saisir.

2° Calcul formé autour d'un corps étranger. Il ne suffit pas en effet dans ces cas de broyer le calcul, il faut aussi pouvoir en même temps extraire le corps étranger autour duquel il s'est formé. Cette extraction ne sera commode et souvent possible qu'à l'aide de la cystotomie sus-pubienne, surtout lorsque ces corps étrangers sont pointus et longs et auront perforé les parois vésicales en partie ou sur une certaine étendue seulement. (Stat. n° 17, 42 épingles à cheveux; n° 46, crochet en os; n° 26 et 28 bouts de sonde.)

3° Enchatonnement du calcul. Cette complication, tout en étant relativement rare, ne manque pas cependant, en cas qu'elle se présente, d'augmenter considérablement la gravité de l'opération. Or, pour opérer d'une façon aussi avantageuse que possible, il faut pouvoir voir et surveiller à chaque instant l'acte opératoire très délicat en cette circonstance.

4° Calcul placé dans un cul-de-sac derrière la prostate hypertrophiée. (Cf. Obs. III.) Par la taille hypogastrique et l'emploi du ballonnement rectal on pourra faire l'extraction de calculs pareils avec facilité à l'aide de tenettes courbes.

5° Hypertrophie considérable de la prostate. On sait que l'incision de la prostate volumineuse des vieillards rend l'opération de la taille périnéale plus dangereuse, surtout si le calcul est grand et rugueux. Non seulement la plaie opératoire est allongée considérablement, mais rendue plus résistante, grâce à l'induration des tissus, les délabrements seront donc plus considérables et l'inflammation consécutive plus fréquente.

On a proposé dans ces cas de profiter de l'incision périnéale pour énucléer, si cela est possible, ou enlever avec l'anse galvano-caustique, le serre-nœud etc. le lobe hypertrophié. Cet acte opératoire est au moins aussi facile à pratiquer par l'incision antérieure de la vessie.

6° Rétrécissement considérable ou infranchissable de l'urèthre. Cet obstacle opposé par le canal aux instruments lithotriteurs et évacuateurs a été invoqué comme contre-indication de la taille hypogastrique, vu l'impossibilité d'injecter dans la vessie le liquide nécessaire pour opérer sans danger pour le péritoine. Mais je crois que l'emploi du ballon de PETERSEN, appliqué quelque temps avant l'opération et rempli modérément (pour ne pas causer de gangrène de l'anus et du rectum, comme cela s'est vu), permettra le remplissage naturel de la vessie par l'urine et rendra l'opération tout aussi facile. Le seul inconvénient dans ce cas sera d'avoir la vessie pleine d'urine au lieu du liquide désinfectant ordinaire.

7° Vessie irritable. La taille hypogastrique, facilitant les manœuvres nécessaires à l'extraction des calculs considérables, offrira des avantages marqués et permettra en outre la désinfection primaire et secondaire utile dans ce cas.

8° L'ankylose coxo-fémorale, avec adduction plus ou moins considérable de la cuisse et les déformations du bassin fournissent les indications formelles du haut appareil. La taille périnéale est impossible dans ces cas. (Stat. n° 24 *a*.)

9° L'altération pathologique considérable des reins pourra être une contre-indication formelle de la lithotritie et nécessitera également le haut appareil, surtout si l'on prévoit une extraction un peu pénible.

Toutes les indications énoncées jusqu'ici et le manuel opératoire décrit plus haut se rapportent à l'opération de la taille hypogastrique chez l'homme, où celle-ci a le plus d'avantages à être pratiquée. Le peu de longueur de l'urèthre chez la femme et la facilité que l'on a de le dilater promptement et suffisamment, rendent les opérations de la pierre par cette voie faciles et peu dangereuses. Il n'y a que les calculs énormes et ceux formés autour de corps étrangers (Stat. n°s 17, 42, 46) qui seront à extraire par la cystotomie. On a souvent préféré jusqu'ici la cystotomie vésico-vaginale.

Si la suture vésicale, toujours appliquée dans ces cas, réussit, cela va bien; mais en cas contraire, on aura remplacé un mal par un autre, danger qui n'est pas à craindre avec l'emploi de la taille sus-pubienne. En outre, l'existence de l'hymen chez une jeune fille pourra (comme dans le cas n° 42) être une indication formelle du haut appareil. Seulement le ballonnement rectal étant peu utile et efficace chez la femme, il faudra s'en passer. On a bien proposé de l'appliquer dans le vagin; mais outre qu'il n'y tient pas convenablement d'ordinaire, il n'est pas applicable chez les vierges. Enfin, l'injection dans la vessie, si utile chez l'homme, est également difficile, sinon impossible à pratiquer chez la femme. Cependant on pourra l'essayer et faire comprimer l'urèthre par un aide, qui placera à cet effet un doigt dans le vagin, ce qui sera toujours possible. On pourra, malgré tous ces désavantages, mener tout de même l'opération à bonne fin, comme le prouvent d'ailleurs les résultats des cas cités plus haut.

Si cela paraît nécessaire, on pourra introduire un conducteur dans la vessie et se guider d'après lui; il est naturel qu'il est nécessaire dans ces cas de vouer une attention spéciale au cul-de-sac péritonéal et de le refouler avec soin.

J'ai réuni ci-après une série de 94 cas de taille

hypogastrique[1] sous forme de tableau, permettant de se faire rapidement une idée des résultats de l'opération, de l'âge de l'opéré, des méthodes employées, de la taille des calculs, etc. J'y ai indiqué chaque fois si la suture a été pratiquée et quelles en ont été la durée et l'efficacité.

Cette statistique ne comprend à dessein que les cas publiés de 1879 à 1883, parce que pour les années antérieures nous possédons les statistiques de GÜNTHER[2] (1851) et FLURY[3] (1851 à 1878). Ce dernier n'a pu réunir, dans sa statistique comprenant 28 années, que 93 cas, tandis que j'en ai rassemblé 94, publiés dans l'espace de 4 années, encore ai-je laissé de côté les cas sur lesquels je n'ai pu réunir les détails nécessaires. On peut juger par là de l'importance et de la vogue qu'a prises la cystotomie sus-pubienne dans ces derniers temps.

---

1. Le cas 46 n'est pas compté, parce que les détails nécessaires n'ont pu être trouvés que trop tard.

2. GÜNTHER, *Der hohe Steinschnitt seit seinem Ursprung bis zu seiner jetzigen Ausdehnung*. Leipzig, 1851.

3. FLURY, *Ein Beitrag zur Geschichte und Statistik des hohen Steinschnitts von 1851—1878*. Inaug. Dissert. Tübingen, 1879.

LISTE

DES

CAS DE TAILLE HYPOGASTRIQUE

PUBLIÉS DE 1879 A 1883.

Liste des cas de taille hypogastrique publiés de 1879 à 1883.

Nos d'ordre.	DATE DE LA PUBLICATION et INDICATION DE SOURCE.	AUTEUR ET TITRE des publications.	SEXE et AGE de l'opéré.	Genre d'opération et préliminaires.	Traitement de la plaie vésicale, suture ou non.	Résultat final et durée des sutures vésicales.	Durée totale du traitement, complications.	Nature des calculs.	Poids et dimensions des calculs.
1	1879. New-York. med. Journ., p. 393. Cf. Étienne, Parallèle des diverses tailles vésicales, 1883, p. 186, XXXIII.	Keyes, Supra-pubic lithotomy, Death.	*a*) m. 75. *b*) m. ? *c*) m. 73.	Taille hypogastr. après lithotritie. Id. Taille hypogastr.	Suture vésicale.	Mort, infiltration urineuse. Mort, abcès du rein. Mort, cystite violente.		Pierre dure. Fragments de calculs.	
2	1879. Akad. Proefs. chr. Utrecht. Cf. Étienne, *loc. cit.*, p. 186, XXXVII, etc.	Mastier, Cystotomia hypogastrica.	10 enfants au-dessous de 18 ans.	Taille hypogastr.	Suture vésicale dans un certain nombre de cas.	10 guérisons.			
3	1879. Med. Westnick. St. Pétersbourg. Cf. Centralblatt für Chirurgie, 1879, p. 712.	Makawejew, Zehn Fälle non sectio alta.	5 enfants de 2 à 6 ans, 5 de 13 à 17.	Taille hypogastr.		8 guérisons. 2 morts, 1° 6 ans d'érysipèle, le 35e jour. 2° 17 ans marasme, le 10e jour.		2 fois des phosphates, 2 fois des urates. 1 fois urate et oxalate.	
4	1879. Pest. med. chirurg. Presse. Cf. Centralblatt für Chir., 1879, p. 302.	Ludwig, Steinschnitt über der Symphyse.	?	Taille hypogastr.		Guérison.		Phosphate.	75 gr., long. 5 cent., larg. 1 1/2 cent.
5	1879. Archiv für clin. Chir., p. 641.	Bericht aus dem Krankenhaus Bethanien, 1873—1876.	*a*) m. 10. *b*) f. 4.	Taille hypogastr. Id.	Bain permanent.	Mort, infiltration urineuse. Guérison.	7 semaines.	Urates. Urates.	Grosseur d'une noix. Id.
6	1879. Cf. Centralblatt für Chir., 1879, p. 435.	Reports of the medical, surgical and skin department registrars of the London hospital 1877.	moins de 8 ans.	Taille hypogastr.		Guérison.			
7	1879. Wien. med. Presse, p. 233.	Albert, Hoher Blasenschnitt unter antiseptischen Kautelen und Naht der Blasenwunde, Heilung.	m. 14.	Taille hypogastr.	5 sutures (catgut).	Guérison, le 6e jour les fils coupent et l'urine coule par la plaie.	30 jours.	Phosphate de chaux, noyau formé par une petite bougie recourbée.	Diamètre 3 1/2 cent. 2 1/2 » 1 1/2 »
8	1880. Berlin. klin. Wochenschrift, p. 444.	Claussen, Ein Fall von Blasenstein durch hohen Steinschnitt, geheilt.	m. 31.	Taille hypogastr.		Guérison.	Calcul enkysté.	Acide urique et urates.	30 gr.

N° d'ordre.	DATE DE LA PUBLICATION et INDICATION DE SOURCE.	AUTEUR ET TITRE des publications.	SEXE et AGE de l'opéré.	Genre d'opération et préliminaires.	Traitement de la plaie vésicale, suture ou non.	Résultat final et durée des sutures vésicales.	Durée totale du traitement, complications.	Nature des calculs.	Poids et dimensions des calculs.
9	1880. Wien. med. Presse, p. 1402.	JAROSLAV KUZEL, Ein Fall von hohem Steinschnitt.	m. 12.	Taille hypogastr.	2 sutures (catgut).	Guérison, le 9e jour filtration d'urine par la plaie.	25 jours.	2 calculs d'acide urique et d'urates.	Le plus grand 11,95 gr., long. 5 cent., circonf. 6,5 cent., diam. 2,50 cent.
10	1880. Wien. med. Presse, p. 938.	HOFMOKL, Lithiasis, hoher Blasenschnitt mit nachfolgender Blasennaht, Heilung.	m. 11 1/2.	Taille hypogastr.	7 sutures (catgut).	Guérison, le 6e jour filtration d'urine par la plaie.	45 jours.	2 calculs.	1° 1 1/2 cent. diam. 2° 1 » »
11	1880. Wien. med. Presse, p. 680.	DORFWIRTH, Hoher Blasenschnitt.	a) m. 4. b) m. 3.	Taille hypogastr. Id.	Sutures (catgut).	Guérison. Id.	Quelques semaines.		10 gr., long. 3 cent., larg. 2 cent. et épaiss. 1,5 cent.
12	1880. Wien. med. Presse, p. 277.	WEINLECHNER, K. K. Gesellschaft der Aerzte in Wien.	m. 2 1/2.	Taille hypogastr. rupture de la vessie pendant l'injection.		Mort le 7e jour de bronchopneumonie et péritonite.			1 gr.
13	1880. Wien. med. Wochenschrift, p. 434.	DITTEL, Weitere Beiträge zur Operation des Blasensteins.	m. 25.	Taille hypogastr.		Mort le 5e jour de cystite, péricystite, péritonite débutante.		Phosphate.	Grosseur d'un poing d'enfant.
14	1880. Revue mensuelle de médecine et de chirurgie, p. 969.	LISTER, in JEANNEL, De la fièvre consécutive aux plaies cavitaires et de l'application de la méthode antiseptique aux plaies des cavités muqueuses.	m. 14.	Taille hypogastr. blessure du péritoine suturée au catgut.	Sutures (catgut).	Guérison (assez prompte).			
15	1880. Arch. für clin. Chirurgie, XXV, p. 830—831.	KÖNIG, Bericht über die chirurgische Abtheilung von Bethanien, 1878.	m. 6.	Taille hypogastr.	Bains prolongés.	Guérison.	58 jours.	3 calculs.	Grosseur d'une noix.
16	1880. Lancet I May, p. 862.	HODGEN, A huge calculus.	m. 62.	Taille hypogastr. extraction par morceaux.		Guérison.			
17	1880. Lancet I, p. 50.	W. P. SWAIN, Case of suprapubic lithotomy.	f. 10.	Taille hypogastr. après dilatation de l'urèthre.	4 à 5 sutures (catgut).	Guérison.	27 jours.	Calcul formé autour d'une épingle à cheveux.	

Nos d'ordre.	DATE DE LA PUBLICATION et INDICATION DE SOURCE.	AUTEUR ET TITRE des publications.	SEXE et AGE de l'opéré.	Genre d'opération et préliminaires.	Traitement de la plaie vésicale, suture ou non.	Résultat final et durée des sutures vésicales.	Durée totale du traitement, complications.	Nature des calculs.	Poids et dimensions des calculs.
18	1881. Berl. klin. Wochenschrift, p. 3.	TRENDELENBURG, Ueber Drainage der Blase nach dem Steinschnitt, insbesondere nach dem hohen Steinschnitt.	a) m. 2 à 11 m.	Taille hypogastr. (decubitus abdominal).		Guérison.	28 jours.		26 gr., diam. 4, 3, 2,50 cent.
			b) m. 17.	Id.		Guérison.	4 semaines.	Phosphate, acide urique.	
			c) m. 16.	Id.		Guérison probable dans 15 jours.			
19	1881. Centralblatt fur Chirurgie, p. 514—516.	KRABBEL, Ueber antiseptische Lithotomie.	m. 3 1/2	Taille hypogastr.	Sutures (soie).	Guérison per primam de la plaie vésicale.	En tous cas plus de 4 semaines.	2 calculs d'urates.	8 gr., grosseur d'une noix.
20	1881. Wien. med. Presse, p. 421 et 453.	NICOLADONI, Zur Operation des hohen Blasenschnitts.	a) f. 1 3/4.	Taille hypogastr.		Mort le 8e jour de pyélonéphrite et urémie.	Calcul enchatonné.	Phosphates.	
			b) m. 4 1/2.	Id.	Sutures (soie).	Guérison.	17 jours.	Urates.	Diam. 3, 2 1/2 et 1 1/2 cent.
21	1881. Wien. med. Presse, p. 139.	ULTZMANN, Ueber Blasencatarrh und Alcalescenz des Harnes in Bezug auf Steinoperationen.	m. 21.	Taille hypogastr.	0 sutures (catgut).	Guérison, le 4e jour légère filtration d'urine par la plaie.	21 jours.	Oxalate de chaux et urates.	25 gr., 4 cent. de diamètre.
22	1881. Glasgow med. Journ., p. 1. Cf. Revue de chirurgie, 1881, I, p. 313.	PATTERSON, Supra-pubic lithotomy.	m. 26.	Taille hypogastr.	Sutures (catgut).	Mort 27 jours plus tard de pyélite.			
23	1881. Wien. med. Blätter, nos 31 et 32.	ALBERT, Sectio alta.	a) m. 34.	Taille hypogastr.	Sutures (soie).	Guérison, le 3e jour filtration d'urine par la plaie.	6 semaines, abcès prostatique.	Phosphate, noyau formé par un bout de courroie.	78 gr., long. 8,75 mm., larg. 47 mm.
			b) m. 69.	Id.	Suture.	Mort, infiltration purulente, cystite purulente, filtration d'urine par la plaie le lendemain de l'opération.	Grand diverticule derrière la prostate hypertrophiée.	3 calculs.	Le plus grand de la taille d'une amande dans son écorce, les autres plus petits.
24	1881. Mémoires et bulletins de la Société de chirurgie de Paris, 26 oct., p. 788.	BOIS, Deux observations de taille hypogastrique.	a) m. 41.	Taille hypogastr. ankylose coxo-fémorale avec adduction.		Guérison.	1 mois.		25 gr.
			b) m. 15.	Taille hypogastr. avec ballonnement rectal.		Id.	17 jours.		

N° d'ordre.	DATE DE LA PUBLICATION et INDICATION DE SOURCE.	AUTEUR ET TITRE des publications.	SEXE et AGE de l'opéré.	Genre d'opération et préliminaires.	Traitement de la plaie vésicale, suture ou non.	Résultat final et durée des sutures vésicales.	Durée totale du traitement, complications.	Nature des calculs.	Poids et dimensions des calculs.
25	1881. Mémoires et bulletins de la Société de chirurgie de Paris, 26 oct., p. 188.	Monod, Taille hypogastrique.	*a*) m. 63.	Taille hypogastr.	7 sutures.	Mort le 43ᵉ jour d'érysipèle.			130 gr., long. 69 mm. larg. 55 » épaiss. 35 »
			b) m. ?	Id.	Sutures.	Mort, 5ᵉ jour d'infiltration urineuse.			66 gr., long. 60 mm. larg. 40 » épaiss. 25 »
			c) m. ?	Id.	Id.	Mort, 5ᵉ jour d'infection putride.			340 gr. long. 90 mm. larg. 75 » épaiss. 58 »
26	1881. Mémoires et bulletins de la Société de chirurgie de Paris, 9 nov., p. 807.	Périer, Deux observations de taille hypogastrique par la méthode de Petersen.	*a*) m. 53.	Taille hypogastr. avec ballon rectal.		Guérison.	28 jours.	Bout de sonde n° 20 (7 cent. de long), incrustations de phosphate.	
			b) m. 55.	Taille hypogastr. avec ballon rectal, opération in extremis.		Mort, 5ᵉ jour, atrophie du rein droit, pyélonéphrite gauche, pas d'infection purulente.		Urates.	31 gr., diamètre maximum 44 mm.
27	1881. Transactions of the seventh session of the international medical congress London, vol. II, p. 306 à 311.	Th. Anger, Nouveaux instruments pour pratiquer la taille hypogastrique avec le thermo-cautère et indications opératoires.	m. 74.	Taille hypogastr. avec thermo-cautère (après 2 séances de lithotritie).		Guérison.	60 jours.	Gros calcul très dur.	
28	1882. Wien. med. Wochenschrift, p. 723.	Dittel, Die dreihundert Blasenstein-Operationen von ..., nᵒˢ 248, 257, 258, 281.	*a*) m. 66.	Taille hypogastr.		Mort, 7ᵉ jour, péritonite purulente suite de perforation d. l. vessie par corps étranger, pyélite, cystite.		Bout de cathéter.	
			b) m. 45.	Taille hypogastr. après 3 séances de lithotritie et taille latéralisée.		Guérison.	24 jours.	Urates.	60 gr.
			c) m. 9.	Taille hypogastr.		Id.	24 jours.	Oxalates.	
			d) m. 17.	Id.		Id.	12 jours.	Phosphates et oxalates.	

Nos d'ordre.	DATE DE LA PUBLICATION et INDICATION DE SOURCE.	AUTEUR ET TITRE des publications.	SEXE et AGE de l'opéré.	Genre d'opération et préliminaires.	Traitement de la plaie vésicale suture ou non.	Résultat final et durée des sutures vésicales.	Durée totale du traitement, complications.	Nature des calculs.	Poids et dimensions des calculs.
29	1882. Glasgow. med. Journ., XVII, nº 4, April. Cf. Centralblatt für Chirurgie, 1882, p. 382.	PATTERSON, Case of lateral and supra-pubic lithotomy.	m. 48.	Taille hypogastr. après taille latéralisée.		Guérison.	4 semaines.	Oxalate.	61 gr.
30	1882. Gaz. méd. de Paris, nos 24, 25, 26.	LE DENTU, Taille hypogastrique, considérations générales sur le manuel opératoire et les soins consécutifs de cette opération.	m. 71.	Taille hypogastr. au thermo-cautère.		Guérison.			60 gr., long. 5 cent. larg. 4 » épaiss. 3 1/2 »
31	1882—1883. Annales des maladies des voies génito-urinaires. Déc. 1882, p. 1. 1er Janv. 1883, p. 97.	GUYON, Contribution clinique à l'étude de la taille hypogastrique.	a) m. 72.	Taille hypogastr. avec ballon rectal.		Guérison.	6—7 semaines.	Acide urique.	84 gr., long. 6 cent. larg. 4 1/2 » épaiss. 3 »
			b) m. 60.	Id.		Mort, 3e jour, d'infiltration urineuse.			34 gr., long. 57 mm. larg. 43 » épaiss. 28 »
			c) m. 60.	Id.		Guérison.	52 jours.	2 calculs d'acide urique et d'urate.	a) 54 gr., long. 5,4 cent. larg. 4,1 » épaiss. 2,4 » b) 53 gr., long. 5,2 cent. larg. 4 » épaiss. 2,6 »
			d) m. 57.	Id.		Mort, 12e jour, de pyélonéphrite.		Calcul urique.	56 gr., long. 6,2 cent. larg. 4 » épaiss. 2,7 »
			e) m. 60.	Id.		Guérison.	Fragmentation du calcul, opération très pénible.		
			f) m. 74.	Id.		Mort dans l'après-midi, pas d'autopsie.			
			g) m. 72.	Id.		Guérison.	68 jours.		37,60 gr., long. 5 cent. larg. 4 » épaiss. 2,5 »
			h) m. 74.	Id.		Id.	1 mois.		60 gr., long. 5,50 cent. larg. 4,50 »

Nos d'ordre.	DATE DE LA PUBLICATION et INDICATION DE SOURCE.	AUTEUR ET TITRE des publications.	SEXE et AGE de l'opéré.	Genre d'opération et préliminaires.	Traitement de la plaie vésicale, suture ou non.	Résultat final et durée des sutures vésicales.	Durée totale du traitement, complications.	Nature des calculs.	Poids et dimensions des calculs.
32	1883. Arch. für clin. Chirurgie, XXVIII, p. 883.	Zesas, Zur Frage des hohen Steinschnitts nebst Mittheilung einer eigenen Beobachtung.	m. 46.	Taille hypogastr.	4 sutures (catgut).	Guérison de la plaie vésicale per primam.	5 semaines.	Phosphates.	4,5 gr.
33	1883. Arch. für clin. Chirurgie, XXVIII, Nachtrag.	Obalinsky.	m. 5.	Taille hypogastr.		Guérison.	7 semaines.	Acide urique, urates et oxalate.	10 gr., diam. 3 et 2 cent.
31	1883. Arch. für clin. Chirurgie, XXVIII, Nachtrag.	Kramer.	a) m. 7.	Taille hypogastr.	Sutures (catgut).	Guérison, légère filtration d'urine par la plaie pendant le 5e jour.	20 jours.	Phosphates.	5½ gr.
			b) m. 6.	Taille hypogastr. (incision de 1½ cent. de la vessie).		Guérison.	18 jours.	Acide urique.	1½ gr.
35	1883. Wien. med. Presse, XXIV, no 19, p. 60.	R. de Fischer, Ein Fall von hohem Blasenschnitt.	m. 28.	Taille hypogastr.		Guérison.	28 jours.	3 calculs très mous.	
36	1883. New-York med. Journ. p. 181. Cf. Centralblatt für Chir., 1883, p. 501.	J. Howe, Removal of a vesical calculus weighing three thousand and five hundred and forty one grains from a boy sexteen years.	m. 16.	Taille hypogastr. (auparav. taille médiane).		Guérison.	5 semaines.	Oxalate de chaux, phosphates et carbonates.	212,50 gr.
37	1883. Bulletins et mémoires de la Société de chirurgie de Paris, IX, 31 janv., p. 87.	Ch. Monod, Trois observations de taille hypogastrique.	a) m. 56.	Taille hypogastr. avec ballon rectal.		Guérison.	2 mois.		
			b) m. 61.	Id.		Mort, 5e jour, de complications rénales, pas d'infiltration urineuse.			52 gr.
			c) m. 28.	Taille hypogastr. avec ballon rectal (rupture de la vessie pend. l'injection).		Guérison.		Oxalate de chaux.	Diam. 4 et 3 cent.
38	1883. Bulletins et mémoires de la Société de chirurgie de Paris, IX, 31 janv., p. 87.	Périer, Deux cas de taille hypogastrique.	a) m. 59.	Taille hypogastr.		Guérison.			
			b) m. 77.	Id.		Id.			

Nos d'ordre.	DATE DE LA PUBLICATION et INDICATION DE SOURCE.	AUTEUR ET TITRE des publications.	SEXE et AGE de l'opéré.	Genre d'opération et préliminaires.	Traitement de la plaie vésicale, suture ou non.	Résultat final et durée des sutures vésicales.	Durée totale du traitement, complications.	Nature des calculs.	Poids et dimensions des calculs.
39	1883. Bulletins et mémoires de la Société de chirurgie de Paris, IX, 31 janv., p. 87.	VERNEUIL, Cystotomie hypogastrique.	m. 60.	Taille hypogastr. av. thermo-cautère.	Suture vésicale.	Guérison (les sutures ne tinrent pas).			
40	1883. Bulletins et mémoires de la Société de chirurgie de Paris, IX, 31 janv., p. 87.	TH. ANGER, Deux cas de taille hypogastrique.	a) m. 72. b) m. 36.	Taille hypogastr. au thermo-cautère. Id.		Guérison. Mort 48 heures après. Péritonite purulente par rupture d'abcès rénal dans le péritoine.			
41	1883. Bulletins et mémoires de la Société de chirurgie de Paris, IX, 21 mars.	SCHWARTZ, Taille hypogastrique, guérison.	m. 60.	Taille hypogastr.		Guérison.	3 semaines.	2 calculs.	1er long. 6 cent. larg. 4 » épaiss. 3 » 2e plus grand, épaiss. 3 1/2 cent.
42	1883. Annales des maladies des voies génito-urinaires, I, p. 249.	VILLENEUVE, Observation de taille sus-pubienne chez une jeune fille vierge pour un double calcul formé autour d'une épingle à cheveux.	f. 15.	Taille hypogastr.		Guérison.	84 jours.	2 calculs.	
43	1883. Bulletins et mém. de la Société de chirurgie, 3 oct. 1883, p. 713.	DESPRÈS, Gros calcul vésical, taille hypogastrique, guérison.	m. 21.	Taille hypogastr.		Guérison.	58 jours à 3 1/2 mois.	Phosphates et urates.	144 gr., le plus petit diam. 6 cent.
44	1883. Revue médicale de la Suisse romande, no 11, p. 604.	DUPONT, Taille hypogastrique.	m. 65.	Taille hypogastr. avec ballon rectal.		Guérison.	42 jours.	Phosphates et urates.	12 gr., long. 1 cent. larg. 2 1/2 »
45	1883.	E. BÆCKEL, Cinq cas de taille hypogastrique.	a) m. 22. b) m. 13. c) m. 75.	Taille hypogastr. Id. Id.		Guérison. Id. Mort le 11e jour de péritonite, suite de fausse route dans le péritoine par un barider.	Plus de 6 semaines. 46 jours.	3 calculs. Phosphates et oxalate. 3 calculs phosphatés.	De la grosseur d'une noix. 31 gr., long. 6 cent. 1° 9,10 gr., diam. 1,75 cent. 2° 8,60 gr., diam. 1,80 cent. 3° 5,75 gr., diam. 1,85 cent. circonf. 4, 3, 2,80 cent.

Nos d'ordre.	DATE DE LA PUBLICATION et INDICATION DE SOURCE.	AUTEUR ET TITRE des publications.	SEXE et AGE de l'opéré.	Genre d'opération et préliminaires.	Traitement de la plaie vésicale, suture ou non.	Résultat final et durée des sutures vésicales.	Durée totale du traitement, complications.	Nature des calculs.	Poids et dimensions des calculs.
			d) m. 2.	Taille hypogastr.	7 sutures (catgut).	Mort le 3e jour d'infiltration purulente du tissu sous-péritonéal.	Filtration d'urine par la plaie dans le courant du même après-dîner.	Acide urique.	Long. 3 cent. larg. 2 »
			e) m. 22.	Taille hypogastr. avec ballon rectal.		Guérison.	77 jours.	Phosphate et oxalate.	122 gr., long. 7,5 cent. larg. 5,5 » épaiss. 4 »
46	1880. Gazette hebdom. de méd. et de chirurgie, p. 837.	DELABOST, Extraction d'un corps étranger de la vessie par la méthode de Récamier.	f. 18.	Taille hypogastr. en deux temps. 15 applications de pâte de Vienne en 40 jours.		Guérison.	15 jours.	Crochet à tricoter en os de 14 cent. de longueur.	

Sur ces 94 cas, il y a eu 23 morts, ce qui donne une mortalité de 1 : 4,08 (24,40 %).

Si nous classons tous ces cas selon l'âge, nous obtenons les résultats suivants :

Age.	Nombre des cas.	Rapport.	%
1—10	22	1 : 4,40	22,72 %.
10—20	26	1 : 26	3,84 %.
20—30	8	1 : 4	25 %.
30—50	7	1 : 7	14,28 %.
50—70	16	1 : 2,28	43,75 %.
70—80	11	1 : 2,75	36,36 %.

Quatre cas concernent le sexe féminin avec un décès.

Si nous calculons la moyenne de la durée du traitement jusqu'à guérison complète, nous trouvons, pour les cas où la suture vésicale a été faite, une moyenne de 29,90 jours, pour les cas sans suture vésicale 41,43; ce qui donne un avantage de 11 jours environ pour les premiers. Malheureusement je n'ai pu trouver d'indications précises sur la durée exacte du traitement que dans 30 cas, dont 10 cas de suture et 20 autres cas.

Si nous recherchons les causes de la mort des 23 opérés qui ont succombé, nous trouvons la liste suivante :

Nos d'ordre.	Nos de l'observation.	Age.	Résultats de l'autopsie.
1	1	75	Infiltration urineuse.
2	—	? +	Abcès du rein.
3	—	73	Cystite violente.
4	3	6 +	Érysipèle (35e jour).
5	—	17 +	Marasme (17e jour).
6	5	10	Infiltration urineuse.
7	12	2 ½	Bronchopneumonie, péritonite (7e j.) [rupture de la vessie pendant l'injection].
8	13	25	Cystite, péricystite, péritonite débutante.

N°s d'ordre.	N°s de l'observation.	Age.	Résultats de l'autopsie.
9	20	4½ +	Pyélonéphrite, urémie (8e jour).
10	22	26 +	Pyélite (27e jour).
11	23 *b*	69	Infiltration purulente, cystite purulente.
12	25 *a*	63 +	Érysipèle (13e jour).
13	25 *b*	?	Infiltration urineuse (5e jour).
14	25 *c*	?	Infiltration urineuse (5e jour).
15	26 *b*	55 +	Atrophie du rein droit, pyélonéphrite gauche, pas d'infection purulente.
16	28	66 +	Péritonite purulente par suite de perforation de la vessie par le corps étranger, cystite, pyélite (7e jour).
17	31 *b*	69	Infiltration urineuse.
18	31 *d*	57 +	Pyélonéphrite (12e jour).
19	31 *f*	74	Choc? pas d'autopsie (mort dans l'après-midi).
20	37 *b*	61 +	Complications rénales, pas d'infection purulente (5e jour).
21	40	36 +	Péritonite purulente, suite de rupture d'un abcès du rein dans la cavité péritonéale (2e jour).
22	45 *c*	75 +	Péritonite, suite de fausse route jusque dans le péritoine faite par un barbier (11e jour).
23	45 *d*	2	Infiltration purulente (3e jour).

Sur ces 23 cas de mort, ceux marqués d'une + et au nombre de 12 ne sont pas imputables à la méthode, ce qui réduit, à vrai dire, le nombre des décès à 11. Les nos 1, 7, 11, 12, 13, 14, 23, ainsi 7 cas, concernent des cas de cystotomie suivis de suture vésicale. 5 de ces opérés sont morts d'infiltration urineuse. En tout, nous trouvons dans notre statistique 20 cas où la suture vésicale a été faite; sur ce nombre il y a 10 cas où l'auteur indique le résultat de la suture.

Nos d'ordre.	Nos des observations.	Genre des sutures.	Durée des sutures.
1	7	5 sutures (catgut).	6e jour filtration d'urine.
2	9	2 » »	9e » » »
3	10	7 » »	6e » » »
4	19	Sutures (soie).	Guérison per primam.
5	21	9 sutures (catgut).	4e jour filtration d'urine.
6	23 *a*	Sutures (soie).	3e » » »
7	23 *b*	Sutures.	2e » » »
8	32	4 sutures (catgut).	Guérison per primam.
9	34	Sutures (catgut).	5e jour filtration d'urine (seulement pendant 24 heures).
10	45 *d*	7 sutures (catgut).	Le jour même filtration d'urine.

Enfin 12 fois la cystotomie sus-pubienne a été précédée d'opérations importantes ou compliquée d'accidents graves :

Nos d'ordre.	Nos des observations.	Genre d'opération préliminaire et d'accident.
1	1 *a*	Lithotritie, mort.
2	1 *b*	» »
3	12	Rupture de la vessie pendant l'injection, mort.
4	14	Blessure du péritoine, guérison.
5	16	Extraction du calcul par morceaux, guérison.
6	17	Dilatation préalable de l'urèthre (fille), guérison.
7	20	Calcul enchatonné.
8	28	3 séances de lithotritie, taille latéralisée, guérison.
9	29	Taille latéralisée, guérison.
10	31	Fragmentation du calcul, guérison.
11	36	Taille médiane, guérison.
12	37	Rupture de la vessie pendant l'injection, guérison.

Enfin, si nous examinons la mortalité en comparaison du poids des calculs, indiqué dans 34 cas, nous trouvons les résultats suivants :

Nombre des cas.	Poids des calculs. Grammes.	Rapport.	%
13	1—30	1 : 6,50	15,35 %
7	30—60	1 : 1,75	57,14 %
8	60—90	1 : 8	12,50 %
4	90—150	1 : 4	25 %
2	150—350	1 : 2	50 %

Nous faisons suivre cette statistique d'une bibliographie.

BIBLIOGRAPHIE.

Pour avoir une liste aussi complète que possible des cas de taille hypogastrique publiés dans l'espace de ces quatre dernières années, de 1879 à 1883, j'ai parcouru avec soin les revues et journaux de médecine et de chirurgie de cette époque qui suivent :

1. *Revue de chirurgie.*
2. *Gazette hebdomadaire de médecine et de chirurgie.*
3. *Gazette médicale de Paris.*
4. *Gazette des hôpitaux.*
5. *Bulletins et mémoires de la Société de chirurgie de Paris.*
6. *Annales des maladies des voies génito-urinaires* (1882—83).
7. *Archives générales de médecine.*
8. *Archiv für klinische Chirurgie.*
9. *Deutsche Zeitschrift für Chirurgie.*
10. *Berliner klinische Wochenschrift.*
11. *Deutsche medicinische Wochenschrift.*
12. *Centralblatt für Chirurgie.*
13. SCHMIDT's *Jahrbücher.*
14. *Wiener medicinische Presse.*
15. *Wiener medicinische Wochenschrift.*
16. *Wiener medicinische Blätter.*
17. *Lancet.*
18. *New-York med. Journal.*
19. *Edinburgh med. Journal.*
20. *Lo Sperimentale* (1870 manque).

Les articles publiés dans d'autres journaux anglais, américains, etc., cités plus loin, n'ont pu être pris en considération, ces journaux ne se trouvant pas à la bibliothèque universitaire d'ici. Je me contenterai donc de citer, d'après M. BOULEY ou d'autres sources, quelques cas dont je n'ai pas eu les détails nécessaires pour pouvoir les faire figurer dans ma statistique; c'est pourquoi on n'y trouvera pas, par exemple, les cas de MM. PETERSEN (1880) et LISTER (1881), dont nous avons seulement pu apprendre que la suture vésicale a été faite et que 3 cas ont été suivis de guérison[1].

On trouvera ici, en outre, à côté des ouvrages qui m'ont été inabordables et qui sont marqués d'une +, la liste des auteurs traitant de la cystorraphie et de la taille hypogastrique sans avoir publié d'observations personnelles sur ce sujet. Tous les autres ouvrages sont indiqués aussi exactement que possible dans la deuxième colonne de la statistique.

+1870 IVERTEN-AXEL, Litotomi hos mandas, saerlegt sectio alta Kjoebenhavn, J. Cohens Bogtrykkeri 8, 41 s. Hosp. Tidende. 2. R. VI, 49—52.

+1870 VON GODŒVER, Sur les avantages opératoires que présente la cystotomie sus-pubienne. Communicat. au Congrès des sciences d'Amsterdam, 1870.

+1870 DE SEMO, Calcolo vesicale in bambini di 8 anni, uretrotomia, cistotomia sopra-pubica etc. Lo Sperimentale 1870.

+1870 RACHEL, Supra-public lithotomy. Americ. Journ. Med. Sc. Philad. 1879.

+1870 GUILHERME D'OLIVARA MARTINO, A operacao da Tahla. Estudo comparativo dos methodos perineas e hypogastries. Thès. inaug. Lisboa.

---

1. Je regrette vivement de n'avoir pu apprendre de détails sur les cas opérés par M. LISTER en 1881. La suture ne doit pas avoir manqué, ce qui porterait le nombre des guérisons de la plaie vésicale per primam de 2 à 4.

+1879 Carl Rossander, Hygiea. Stockholm.

1880 Dr Zeissl, Aus der chirurgischen Klinik des Hofr. Prof. von Dumreicher, VIII Blasenstein. Klin. med. Blätter 1880 n° 11, p. 257.

1880 Petersen, Ueber sectio alta. Archiv für clin. Chirurgie. XXV, p. 752—760.

+1880 Naumann, Blasenstein, sectio alta Hygiea, XLII.

1880 Lucas-Championnière, Chirurgie antiseptique, p. 231.

1880 Chauvel, Art. Cystotomie in Dict. encyclop. des sciences méd.

1881 Vincent, Plaies pénétrantes intra-péritonéales de la vessie (Expériences relatives à leur traitement par la laparotomie et la cystorraphie). Revue de chir., I, p. 449, 464, 556, 580.

+1881 Lister. The British med. Journ., p. 402.

1881 Langenbuch, Lithotomie und Antiseptik. Arch. für clin. Chir. XXVI, p. 28—60.

+1881 Grover, Supra-pubic lithotomy. Canad. surg. med. Society. Toronto.

+1881 Marnac, Essai sur la taille hypogastrique. Rapport de la face antérieure de la vessie avec la paroi abdominale. Thèse de Montpellier.

1882 Dr Fischer, Die partielle Resection der Harnblase (Eine experimentelle Studie). Arch. für clin. Chir. XXVII, p. 730.

+1882 Helmuth, Supra-pubic lithotomy. New-York med. Times.

+1882[1] Broussin, Étude sur la taille hypogastrique. Thèse.

1882 Paul Reclus, La Taille hypogastrique. Gaz. hebd. de méd. et de chir., p. 813—817.

1883 Ch. Monod, Taille hypogastrique. Lettre à M. P. Reclus. Gaz. hebdom. de méd. et de chir., p. 62.

1883 Villeneuve, De la substitution de la taille hypogastrique aux différentes méthodes de tailles périnéales. Revue de chirurgie, III, p. 665—698.

1883 Thompson, Lithotomie und Lithotripsie (nach der 3. Auflage der Practical Lithotomy and Lithotrity übersetzt von Dr Goldschmidt).

1883 Bouley, De la taille hypogastrique. Paris. Thèse.

---

1. Il m'a été impossible de me procurer cette thèse, si souvent citée, même en m'adressant directement à l'éditeur.

1883 ÉTIENNE, Parallèle des diverses tailles vésicales. Thèse d'agrégation.

+1883 JOBARD, Opération de taille hypogastrique. France médicale, II, p. 397—399.

1883 BOUILLY, Art. Taille in Nouveau Dict. de méd. et de chir. pratique. Cfr. Gaz. méd. de Paris, p. 304, 314, 326, 337, 350, 361.

1883 L. PINCUS, Ueber die Perforation der Blase durch ein Dermoidkystom des linken Ovariums. Deutsche Zeitschrift für Chirurgie. Bd. XIX, Heft I.

1883 JUILLARD, Riss der Harnblase, Blasennath, Heilung. Arch. für clin. Chirurgie. XXVIII, p. 455.

1883 POZZI, Suture de la vessie pour une très grande plaie extra- et intra-péritonéale. Réparation en deux actes opératoires éloignés, guérison. Annales des maladies des voies génito-urinaires. I, p. 343—362.

II. Cystotomie sus-pubienne pratiquée comme opération préliminaire de l'extirpation de tumeurs vésicales.

Le manuel opératoire et les soins consécutifs sont absolument les mêmes que pour la taille hypogastrique. Les avantages de l'incision antérieure de la vessie sont évidents surtout dans les cas d'extirpation de tumeurs malignes où il est important d'être aussi complet que possible. A côté des tumeurs bénignes de la vessie qui sont très rares, comme, par exemple, les myomes[1], ce sont surtout les carcinomes qui forment l'objet d'une intervention chirurgicale. Malheureusement il est difficile

1. GUSSENBAUER, *Extirpation eines Harnblasenmyoms nach vorausgehendem tiefen und hohen Blasenschnitt, Heilung.* Arch. für clin. Chir., XVIII, 1876, p. 411.

VOLKMANN, *Extirpation eines citronengrossen polypösen Myoms aus der Harnblase.* Arch. für clin. Chirurgie, XVIII, 1876, p. 682.

de poser à temps un diagnostic sûr et précis dans ces cas; ordinairement on ne se décide à intervenir chirurgicalement que lorsque le néoplasme a déjà envahi une portion trop considérable des parois vésicales. Cependant on a publié dans le courant de ces 4 dernières années deux cas d'extirpation de carcinome de la vessie, cas suivis, il est vrai, seulement d'un succès relatif.

Le premier est celui de M. Marcacci[1], qui extirpa par l'incision antérieure un carcinome villeux. Le diagnostic avait été posé à la suite de l'examen microscopique de parcelles de tumeur extraites par le lithotriteur. La tumeur formait une espèce de bouillie, qui fut extraite de la vessie avec la main. Le réservoir urinaire fut fermé par 4 points de suture au catgut, qui ne tinrent pas. Le malade mourut deux mois après l'intervention chirurgicale; à l'autopsie on constata une nécrose de la symphyse et une péritonite débutante.

Le deuxième cas est celui de M. Bazy[2], son malade atteint d'épithélioma de la vessie mourut 6 mois après l'opération d'épuisement. Pour les détails de ce cas je renvoie à l'excellent travail de l'auteur, publié dans le journal de M. Guyon.

A côté de ces opérations qui visent à être complètes, nous citerons l'opération palliative faite par M. Leisrink[3] selon la proposition formulée par M. Hueter[4]. Elle

1. Marcacci (Siena), *Di una cistotomia sopra-pubica per la estrazione di un neoplasma villoso della cavita vesicale.* Lo Sperimentale, 1881. XLVI, p. 350.

2. Bazy, *De l'intervention chirurgicale dans les tumeurs de la vessie.* Annal. des mal. des voies génito-urinaires. I, p. 621 et 661.

3. Leisrink und Alsberg, *Beiträge zur Chirurgie aus dem israelitischen Krankenhause zu Hamburg.* Arch. für clin. Chir., 1883, p. 585.

4. Hueter, *Grundriss der Chirurgie.* II, p. 632.

consiste à faire, dans les cas inopérables de tumeurs vésicales accompagnées de douleurs insupportables et de rétention absolue, le drainage de part en part. A cet effet M. Leisrink fit dans un pareil cas la cystotomie sus-pubienne et la taille médiane et passa un gros tube à drainage d'une plaie à l'autre. Le tube laissé en place lui permit de faire journellement des lavages désinfectants, de telle sorte que les douleurs insupportables, que des doses journalières de 12 à 20 centigrammes de morphine n'avaient pu calmer, cessèrent comme par enchantement et avec elles l'élévation de température. Un mois plus tard le malade se trouvait dans le meilleur état possible, grâce à ce drainage permanent.

Nous ne voyons pas d'ailleurs pourquoi dans les cas douteux et permettant encore, si cela était nécessaire, une intervention chirurgicale, on ne ferait pas une incision exploratrice antérieure pour vérifier ou confirmer le diagnostic si difficile d'une tumeur de la vessie. En cas de présence d'une tumeur opérable, on pourrait immédiatement procéder à son extirpation.

Un trait d'union entre ce chapitre et le suivant forme la cystotomie sus-pubienne faite dans le but de pratiquer une ouverture permanente au-dessus de la symphyse pubienne. M. Sédillot[1] a donné le conseil de recourir à ce moyen dans les cas de rétention absolue d'urine causée par des tumeurs prostatiques volumineuses ou des solutions de continuité du canal. Il en a fait lui-même l'application dans un cas d'hypertrophie

---

1. Sédillot et Legouest, *Traité de médecine opératoire*, 1870. 4e édit. II, p. 668.

considérable de la prostate où, par suite de rétention d'urine, accompagnée d'accidents inflammatoires et hémorragiques, la vessie était remplie de caillots de sang putréfiés. Le malade guérit en conservant une canule hypogastrique; pendant le traitement on découvrit un calcul derrière la prostate et on en fit l'extraction par la plaie sus-pubienne.

Un deuxième cas analogue fut publié par M. ANGÉ[1], cette fois c'était une rupture traumatique de l'urèthre qui fut cause de la rétention d'urine.

Enfin M. MACDOUGALL[2] fit de même dans un cas de rétention complète d'urine à la suite de rétrécissement infranchissable de l'urèthre, compliqué d'abcès urineux. Le malade, auquel il avait appliqué un tube-siphon dans l'incision hypogastrique, mourut le neuvième jour, en voie de guérison, à la suite d'une hématémèse abondante. A l'autopsie on trouva une artère érodée au fond du cratère d'un grand ulcère simple de l'estomac.

III. Cystotomie sus-pubienne pratiquée comme opération préliminaire du cathétérisme rétrograde.

Le cathétérisme rétrograde est une opération utile et indispensable dans certains cas de rétrécissements infranchissables de l'urèthre et de ruptures traumatiques du canal où des symptômes alarmants nous forcent à

1. SÉDILLOT et LEGOUEST, loc. cit. et *Union méd.*, 1865, p. 444.

2. MACDOUGALL, *Concerning the Operation of* JOHN HUNTER *in certain cases of impassable structures*. Edinburgh medic. Journ, 1879, p. 873.

faire l'uréthrotomie externe et où nous ne parvenons pas à trouver le bout postérieur de l'urèthre.

Le cathétérisme rétrograde peut se faire de deux manières différentes : ou bien par le canal vésico-abdominal formé par la mise en place d'une canule d'un troicart de FLEURANT, ou par l'ouverture antérieure de la vessie donnée par la cystotomie sus-pubienne. La première méthode est applicable aux cas où il n'existe pas de symptômes alarmants et très pressants ; tandis que la cystotomie sus-pubienne est appelée à parer aux dangers immédiats, quand il y a péril en demeure.

M. NEUBER[1] a publié en 1881 deux cas de cystotomie sus-pubienne faite dans le but de pratiquer le cathétérisme rétrograde, dans le premier cas chez un homme de 24 ans, dans le deuxième chez un autre de 28 ans ; les deux étaient atteints de rétention d'urine complète par suite de rupture de l'urèthre. Les deux opérés guérirent parfaitement.

M. DUPLAY[2] a publié au mois de juillet dernier une observation se rapportant à un cas de rétrécissement infranchissable de l'urèthre, suite de blennorragie ; le malade guérit également. M. DUPLAY dit à la fin de son article n'avoir trouvé aucun cas analogue dans la science.

C'est une grave erreur. Outre les deux cas de M. NEUBER cités plus haut, il aurait pu trouver entre

---

1. NEUBER, *Beiträge zum Catheterismus posterior*. Arch. für clin. Chir. XXVI, p. 502.

2. DUPLAY, *Du cathétérisme rétrograde combiné avec l'uréthrotomie externe dans les cas de rétrécissement infranchissable de l'urèthre*. Arch. génér. de médecine. VII. v. T. 11, 1883.

autres, dans le *Traité de médecine opératoire* de M. SÉDILLOT[1], qu'il dit avoir formulé l'indication, la mention d'une opération de ce genre faite avec succès par M. E. BŒCKEL en 1868 et dont l'observation détaillée sera rapportée plus loin. Enfin M. Jules BŒCKEL[2] avait déjà présenté son malade, dont l'histoire forme le contenu de l'observation V de ce chapitre, à la Société de médecine de Strasbourg, quand M. DUPLAY a publié son article.

Grâce à l'obligeance de M. le professeur E. BŒCKEL et de M. le docteur Jules BŒCKEL nous sommes en mesure d'ajouter aux précédentes cinq nouvelles observations.

OBSERVATION I (1868)[3].

Albert K., âgé de 20 mois, est venu au monde à sept mois de gestation. On l'a élevé à grand'peine. Il est encore petit, mais vivace et bien portant. Affecté d'un léger degré d'hypospadias, il a toujours pissé avec une certaine difficulté. Son méat urinaire est large, mais ouvert à la face inférieure du gland, qui n'est couvert par le prépuce que sur ses faces supérieure et latérales. La verge est coudée comme un clitoris, surtout quand l'enfant fait effort pour uriner; mais en palpant sa face inférieure, on sent le cylindre formé par le canal de l'urèthre et son corps spongieux; de même on croit sentir le bulbe derrière le scrotum. Pendant la première année de sa vie, on avait déjà remarqué que l'enfant faisait de grands efforts pour uriner et qu'il semblait souffrir. Cependant les parents avaient souvent constaté l'existence d'un jet d'urine, très fin il est vrai et déjeté à gauche. Depuis

1. SÉDILLOT et LEGOUEST, *Traité de médecine opératoire*, 1870, 4e édit., p. 656.

2. Cf. *Gazette médicale de Strasbourg*, 1883, n° 5.

3. C'est à cette opération que M. SÉDILLOT fait allusion.

quelques mois la dysurie va en augmentant, et dans les premiers jours d'octobre 1868, quand on le met sur le pot, il pleure, ne fait rien, se contorsionne, se relève et laisse alors tomber quelques gouttes d'urine. Par moment cependant il y a encore un petit jet.

Comme ces besoins douloureux d'uriner se répètent jusqu'à dix et quinze fois chaque nuit, M. le professeur E. Bœckel est appelé en consultation.

Le 25 octobre 1868, après avoir chloroformisé l'enfant, il introduit des bougies de plus en plus fines dans le méat urinaire, mais est toujours arrêté à 3 millimètres de profondeur. Avec un stylet de trousse fin, il explore les parois latérales du cul-de-sac, mais sans résultat; finalement il le pousse avec force dans la direction du canal, qu'on croit sentir à la face inférieure de la verge, mais il n'y pénètre pas et ne produit qu'une fausse route. La vessie forme d'ailleurs un globe modérément tendu au-dessus du pubis.

Le 28 octobre, nouvelles tentatives de cathétérisme infructueuses.

Le 29 octobre enfin, après une nuit fiévreuse, très agitée par les envies continuelles d'uriner, M. Bœckel se décide à rechercher le canal avec le bistouri. Il s'était proposé d'abord d'inciser l'urèthre au milieu de la verge, sauf, en cas d'insuccès, à ouvrir la vessie au-dessus du pubis et de pratiquer le cathétérisme rétrograde. Mais sur l'observation d'un des médecins assistant à l'opération, qu'il pourrait en résulter une de ces fistules péniennes si difficiles à guérir, il fait son incision derrière le scrotum. Le bulbe est mis à nu, divisé dans sa partie postérieure jusqu'à la profondeur probable du canal, puis quand l'hémorragie est arrêtée par un tamponnement de quelques minutes, on cherche l'urèthre avec une sonde cannelée, mais on n'y parvient pas.

Après une dizaine de minutes de recherches, M. Bœckel se décide à pratiquer la cystotomie sus-pubienne. La peau et la ligne blanche sont rapidement incisées dans l'étendue de 2 à 3 centimètres, alors la vessie couverte d'une couche graisseuse apparaît dans le fond de la plaie. Comme elle n'est pas assez tendue, M. Bœckel l'accroche avec une aiguille munie d'un fil et l'incise au-dessous sur la longueur d'un centimètre. Un flot de liquide en jaillit. Une petite sonde en argent pénètre facilement dans le col et sort par la plaie du périnée, indiquant que le canal avait été ouvert, mais non reconnu. A son tour un stylet est introduit dans la portion bulbeuse de l'urèthre d'arrière en avant, et arrive jusque dans la lèvre droite du méat urinaire infundibuliforme, au sommet de laquelle il existe une ouverture comme une pointe d'aiguille; c'est par là que l'enfant faisait sortir l'urine[1]. Avec un petit bistouri on fend la paroi interne de ce canal dans le méat urinaire, de façon à y faire aboutir l'urèthre.

Le stylet sert alors à entraîner, à travers le canal, un petit tube à drainage qu'on fait ressortir d'autre part par la plaie vésicale; un fil de soie réunit les deux bouts pour empêcher le petit malade de l'arracher. Point de pansement proprement dit.

30 octobre. — La nuit a été fiévreuse, l'enfant vomit (chloroforme), et a beaucoup soif. Les urines coulent à côté du tube. Bain général.

1er novembre. — On supprime le tube à drainage, se contentant d'introduire deux fois par jour un tube dans la vessie pour la vider. Le reste du temps l'urine s'échappe spontanément. Bain quotidien.

5 novembre. — La fièvre a disparu; l'appétit revient, mais les plaies sont couenneuses, on les touche au perchlorure de fer.

9 novembre. — Cette nuit l'enfant a uriné par le canal. On lui fait respirer du chloroforme pour l'examiner à fond; à ce moment un large jet d'urine sort du méat; rien ne passe plus par les plaies périnéale et hypogastrique. Une sonde en métal et une en gomme pénètrent facilement par le méat dans la vessie.

30 novembre guérison totale.

Le petit opéré est devenu depuis ce temps un fort garçon. En 1880 il a 14 ans et on le ramène à M. Bœckel parce que sa verge est toujours coudée et que le jet de l'urine est dirigé en arrière. On lui passe pendant quelques semaines des bougies dans le canal, qui restent chaque fois 20 à 25 minutes en place,

---

1. Quelques années plus tard, M. Bœckel a rencontré cette même disposition sur un autre hypospade, dont le père et le grand-père avaient le même vice de conformation, seulement l'ouverture était plus large et plus facile à reconnaître. Un débridement suffit à le guérir.

et qui dilatent le méat légèrement rétréci. En même temps la verge est notablement redressée par ces manœuvres. Il faudra voir si la puberté achèvera ce redressement.

OBSERVATION II (1870).

Hypertrophie de la prostate, fausse route. Cystotomie. Mort.

Le nommé Bentz, de Sarreguemines, âgé de 72 ans, entre à la clinique chirurgicale le 3 octobre 1870, quelques jours après la fin du siège. Depuis 10 ans, disait-il, il était atteint de difficulté dans l'émission de l'urine. Il se faisait sonder tous les 3 mois. La veille du jour où il entra au service, atteint d'une vive émotion morale, il voulut se sonder lui-même. Il n'obtint aucun résultat, mais ressentit de vives douleurs et perdit beaucoup de sang par l'urèthre. Le lendemain il entra au service, où il fut sondé avec un numéro 1 de MAYOR. La sonde pénétra assez facilement et la vessie se vida en partie. Le soir la rétention était complète et le cathétérisme avec tous les calibres possibles ne donna aucun résultat. La vessie s'avançait jusqu'à l'ombilic et formait une énorme tumeur, facile à limiter, donnant de la matité à la percussion. La sonde, introduite à plusieurs reprises, ne donnait aucun résultat, l'orifice était constamment bouché par des caillots sanguins; on pénétrait dans la fausse route. Le toucher rectal fit reconnaître une hypertrophie prostatique.

On en fut réduit à la ponction, qui fut faite le 4 octobre au matin. Une grande quantité d'urine s'écoula, le malade à son réveil, encore sous l'empire du chloroforme, se leva de son lit et la canule du trocart sortit évidemment de la vessie, car l'urine cessa de couler; la tumeur vésicale avait reparu, mais moins nette. Le lendemain il présentait des symptômes d'infiltration urineuse. Rien ne s'écoulait par la canule, la sonde introduite dans celle-ci rencontrait un obstacle qui était la partie antérieure du réservoir urinaire. La cystotomie sus-pubienne fut faite immédiatement par M. le professeur agrégé Eug. BŒCKEL en présence du professeur SOCIN de Bâle, en visite à Strasbourg. Quand la paroi antérieure de l'abdomen fut incisée, il s'écoula une assez grande quantité d'urine qui s'était logée entre le péritoine et la paroi abdominale. La paroi antérieure de la vessie fut trouvée assez facilement. Après l'avoir incisée, un tube en caoutchouc de 15 centimètres de longueur et de 1 centimètre de diamètre fut introduit dans l'intérieur et fixé au dehors. Le malade mourut dans la soirée.

Autopsie: Le péritoine n'a pas été ouvert. La cavité péritonéale est exempte d'épanchement. Une anse intestinale voisine de l'incision est rougeâtre, ce qui résulte d'un commencement d'adhérence. Les organes génitaux sortis, la vessie et l'urèthre furent ouverts. On trouva une hypertrophie considérable de la prostate, surtout aux dépens du lobe droit, qui était surmonté d'une tumeur du volume d'une noix qui obturait complètement l'orifice vésical de l'urèthre. Le lobe hypertrophique, ainsi que le reste de la prostate, était du tissu ramolli et dégénéré. Une fausse route considérable existait à droite; les tissus étaient complètement dilacérés et infiltrés de sang.

OBSERVATION III (1873).

Rétrécissement de l'urèthre, diverticule de la vessie, uréthrotomie externe, cystotomie sus-pubienne. Mort.

Le nommé Flauser Louis, né à Enzheim, âgé de 71 ans, poêlier, entre le 23 juillet 1873, à la salle 105, lit n° 18. Marié, père d'un enfant, d'une constitution usée, il a eu deux pneumonies à deux ans d'intervalle, la première remontant à 1852. Militaire pendant 7 ans, il a fait un séjour en Afrique. Depuis 5 ans il fut pris, à la suite d'un refroidissement, à ce qu'il dit, d'un écoulement uréthral qui, d'après la description qu'il en donne, ressemblait fort à une blennorragie. Le malade prétend cependant n'avoir jamais eu de maladies vénériennes. Cet écoulement apparut 4 ou 5 fois en 5 ans, à ce que prétend notre malade. Il y a huit jours les choses s'aggravèrent; l'écoulement d'abord jaune devint rouge comme du sang. En même temps, mictions très douloureuses, nécessitant des efforts très pénibles, frissons, insomnie, troubles digestifs.

État actuel. Le malade se présente à nous dans l'état suivant:

Décubitus dorsal, légère cyanose de la face, voix éteinte depuis 3 jours, intelligence nette, céphalée, grande prostration, pouls régulier, assez plein, subfréquent. Inappétence, soif vive, langue sèche, blanchâtre, nausées, vomissement après ingestion de tout aliment. Constipation opiniâtre depuis 5 jours. Toux, dyspnée, pas de point de côté, pas d'expectoration. L'examen des poumons ne révèle rien de particulier, sinon une respiration soufflée en arrière à droite, cœur normal. La vessie paraît énormément distendue, elle présente la forme d'une tumeur dure ovoïde remontant jusqu'à l'ombilic; submatité à la percussion. La portion membraneuse de l'urèthre jusqu'à la racine de la verge est gonflée, dure au toucher. Le méat urinaire est rouge et tuméfié. Le cathétérisme n'est possible qu'avec une bougie d'un numéro très fin. Une sonde de calibre très petit ne pénètre pas dans la vessie. Elle amène bien un peu de liquide sanieux, mais c'est celui de la poche qui se trouve sur le trajet de l'urèthre. Une fois ce cloaque vide, ses parois s'affaissent sans doute l'une contre l'autre, car la sonde n'avance plus. On la retire et on passe une bougie n° 6 de la filière Charrière. On la laisse à demeure dans la prévision d'une uréthrotomie externe. L'opération est décidée et fixée à 4 heures du soir.

Température prise avant l'opération 37°,0. Les intestins sont préalablement vidés à l'aide d'un lavement purgatif.

A 4 heures du soir on procède à l'uréthrotomie externe. Le malade est placé comme pour l'opération de la taille périnéale. Les bourses sont tenues relevées et une sonde cannelée, introduite dans l'urèthre le long de la bougie qui se trouve dans le canal, sert de conducteur. Après anesthésie complète M. le professeur E. Bœckel fait sur le raphé une incision de 5 à 6 centimètres, allant depuis le scrotum jusqu'à deux travers de doigt de l'anus. Les téguments divisés, on tombe sur une poche du volume d'une petite noix, recouverte d'une membrane pyogénique jaune verdâtre. On aperçoit la sonde cannelée et la bougie dans cette poche. On cherche alors à pénétrer dans la vessie, par l'ouverture périnéale, mais on n'y parvient pas, malgré plusieurs débridements faits dans la portion membraneuse du canal. Le doigt, introduit dans la plaie, pénètre dans une poche située entre la vessie et le rectum. On fait alors la cystotomie sus-pubienne de préférence à la simple ponction. Le doigt introduit dans la vessie rencontra, après quelques efforts, le doigt introduit par l'ouverture périnéale. La vessie est plus petite que l'on s'y serait attendu, il s'écoule peu d'urine. La vessie vidée, la tumeur constatée par l'exploration externe et par l'exploration interne persiste entre la vessie et le rectum.

On passe une sonde en gomme sur le gorgeret uréthral jusque dans la vessie, cette sonde est fixée à demeure. Ouate perchlorurée appliquée dans la plaie périnéale pour arrêter l'hémorragie fournie par une petite artère. Toute l'opération a duré $^{3}/_{4}$ d'heure. Vin chaud, glace à sucer.

24 juillet. — Température: matin 36°,8, soir 38°,6.

Hoquet. Le malade a eu hier soir et ce matin un petit frisson. Il s'est écoulé par la sonde environ 100 grammes d'une urine de couleur brun rouge.

25 juillet. — Toux, respiration subfréquente. A l'auscultation on constate que le côté droit respire moins bien en arrière que le côté gauche, dans la fosse sous-épineuse droite respiration soufflée, diminution de la sonorité à ce niveau. On retire les boulettes de perchlorure de fer. Il s'est écoulé de l'urine par la plaie périnéale, la tumeur globuleuse fluctuante persiste toujours malgré l'écoulement de l'urine par la sonde. Vésicatoire en arrière et à droite. Vin de Champagne frappé, toutes les heures un verre à liqueur. Le soir lavement purgatif qui produit 2 selles. Bouillon, œuf. Injections répétées d'eau tiède dans la vessie.

26 juillet. — Toujours haleine fétide particulière (urineuse?). Température le soir: 39°,7. Pouls 116. Respiration 40. Affaissement, somnolence, [illegible]quet. La plaie hypogastrique laisse suinter un pus séreux de couleur vert sale.

27 juillet. — Température 39°. Pouls 112. Respiration 36. Même état, le malade est un peu plus éveillé, lavement émollient.

28 juillet. — On change ce matin la sonde, qui commençait à s'écailler près du méat. On essaye d'abord de passer la nouvelle sonde sur le doigt, afin de faire le moins de délabrement possible. Mais on se voit obligé bientôt de recourir au gorgeret de M. E. Bœckel. Le soir à 4 heures, nous trouvons le malade sur le point de succomber, coma, râles trachéaux, le malade expire à 5 heures du soir.

Autopsie faite 17 heures après la mort par M. le professeur

de Recklinghausen: Poumons: de vieilles adhérences, bronchiectasies dans le poumon droit, deux anciennes petites cavernes dans le sommet du poumon gauche. Cœur et foie normaux. Reins: pas d'altération, sinon de l'hydronéphrose prononcée surtout à droite, uretère droit encore plus dilaté que le gauche. Pas de péritonite généralisée. Dans le bassin on trouve une tumeur à parois molles, fluctuante, qui s'étend jusqu'à l'ombilic et à laquelle adhèrent le grand épiploon et l'S iliaque. La surface de cette tumeur est rouge et présente deux perforations, de la grandeur d'une section de pois, par lesquelles s'écoule un liquide grisâtre. Les parties génitales et la vessie sorties du bassin, on constate que cette tumeur, qui faisait saillie sur les côtés et au-dessus de la vessie, n'est autre chose qu'un diverticulum de celle-ci. Les parois du diverticulum sont minces et tapissées intérieurement par des débris de muqueuse de couleur gris sale et recouverte de muco-pus. Le diverticulum est considérable et descend jusque dans l'espace de Douglas. Il communique avec la vessie par une petite fistule par laquelle on a un peu de peine à introduire un stylet ordinaire. La vessie était en contact par sa paroi antérieure avec les parois abdominales. Aussi peut-on très facilement faire pénétrer par la plaie hypogastrique une sonde qui passe par la vessie et ressort directement par le méat. Les parois de la vessie ont une épaisseur presque triple de l'épaisseur normale et sont le siège d'une induration chronique. Elles sont percées d'ouvertures, qui communiquent avec de petits diverticulums, et par lesquelles on fait sortir du pus par la pression.

Près du col de la vessie, autre diverticulum beaucoup plus petit dans lequel on pénètre en introduisant le doigt par la plaie périnéale. Toute la partie bulboprostatique de l'urèthre jusqu'à la racine de la verge est considérablement dilatée et ses parois couvertes par un mucus verdâtre purulent. La muqueuse offre de nombreuses solutions de continuité; sur tout le pourtour de la racine de la verge les parties molles sont décollées et constituent un foyer qui communique avec la dilatation du canal.

OBSERVATION IV (1882).

M. K., 70 ans, capitaine en retraite, habitant Schiltigheim, a depuis 10 ans quelques difficultés d'uriner. Le docteur JACOBI a dû le sonder plusieurs fois il y a quelques années et y a réussi assez facilement. Depuis le commencement de 1882, le malade urine très fréquemment 15 à 20 fois par jour, évidemment par regorgement, mais sans douleur. Vers le 2 mars l'urine ne coule plus. M. JACOBI essaye de le sonder sans résultat, il ne coule que du sang.

Le 10 mars M. le professeur E. BŒCKEL est appelé en consultation auprès du malade. Il le trouve enfiévré, ne mangeant plus depuis plusieurs jours et rendant par petites quantités une urine brune et fétide. La vessie forme un globe dur, qui monte à deux travers de doigt au-dessus de l'ombilic. Prostate volumineuse au toucher rectal. M. BŒCKEL essaye de sonder le malade avec une sonde en étain à grande courbure. Il arrive jusque dans la prostate, mais pas plus loin, probablement dans une fausse route, et il remet de nouvelles tentatives au lendemain quand il sera mieux outillé.

Le 20 mars on commence par anesthésier le malade et alors on arrive très facilement dans la vessie, avec la même sonde en étain qu'on avait essayée inutilement la veille. M. BŒCKEL la remplace sans peine par une sonde en gomme avec mandrin en cuivre de même courbure que celle en étain et la fixe en place. Il coule 2 à 3 litres d'une urine sanguinolente brune et finalement du pus à peu près pur. Lavages phéniqués de la vessie.

Le 22 mars la sonde en gomme est sortie, on la replace sans peine au moyen du mandrin. Le malade est très impatient de devoir rester sur le dos, il s'agite beaucoup et se plaint de la sonde.

Le 25 mars la sonde ne fonctionne plus. M. BŒCKEL essaye de la replacer sans anesthésie, mais n'y arrive pas. Il fait transporter le malade à la Maison des diaconesses pour lui pratiquer en cas de besoin la cystotomie sus-pubienne.

Le 26 mars. — Opération: Après anesthésie on essaye de nouveau d'introduire les sondes qui avaient déjà réussi, mais elles pénètrent invariablement dans la fausse route. Comme la vessie dépasse de nouveau l'ombilic, on pratique immédiatement la cystotomie sus-pubienne. Incision de 4 à 5 centimètres sur la ligne blanche à un travers de doigt au-dessus du pubis; la vessie est mise à nu, couche par couche, en pinçant les petits vaisseaux qui donnent. Puis incision de la vessie dans l'étendue de près de 3 centimètres. Il jaillit un flot d'urine fétide. En passant le doigt dans le réservoir urinaire, maintenu ouvert par des crochets mousses, on constate que la prostate y forme une saillie mamelonnée de 2 centimètres au moins, au sommet de laquelle se trouve l'orifice uréthral qui admet la pointe de l'index. Le tout ressemble à un col utérin hypertrophique.

On introduit alors une sonde par le méat urinaire; elle n'arrive pas dans la vessie, mais on la sent sous la muqueuse de la lèvre postérieure de la saillie prostatique; c'est là qu'aboutit la fausse route.

Reste à pratiquer le cathétérisme d'arrière en avant. M. Bœckel y réussit facilement au moyen d'une combinaison très simple qu'il a imaginée: une bougie olivaire n° 18 est reliée à une sonde en gomme de même calibre, au moyen d'une petite tige en bois qui pénètre à frottement dans les deux instruments et en fait momentanément un seul. La bougie dirigée par le doigt est introduite dans l'orifice vésical de l'urèthre et poussée d'arrière en avant. Quand son extrémité olivaire paraît au méat, il n'y a qu'à tirer dessus jusqu'à ce que l'extrémité de la sonde apparaisse à son tour. Alors on détache la tige de bois intermédiaire et la sonde se trouve en place. On la fixe sur la verge et l'on colle une feuille de gutta-percha au moyen de chloroforme autour de la plaie vésicale pour protéger la peau contre l'humidité.

Finalement, un tube de caoutchouc, muni d'une épingle anglaise, est placé dans l'incision vésicale, et une grosse éponge phéniquée fixée par-dessus. Car on ne compte pas beaucoup sur la sonde à demeure pour évacuer les urines; l'observation a montré à M. Bœckel qu'elle ne fonctionne guère les premiers jours. Aussi la supprimera-t-on si elle gêne le malade.

27 mars. — Le malade, qui n'a plus mangé depuis plusieurs jours, est encore faible, sans appétit, mais il n'a ni fièvre, ni douleur; on retire la sonde à demeure dont il se plaint.

29 mars. — Point de fièvre; le malade commence à manger.

Depuis hier, il rend de l'urine par le canal, malgré le tube hypogastrique. On a conservé de la nuit un demi-litre d'urine, assez claire, un peu verdâtre, carbolique. Le tube de la vessie est remplacé par un autre plus petit.

A partir du 30 mars, M. K. ne mange plus; le 31 il a un frisson et commence à s'affaisser. Mort le 2 avril.

A l'autopsie on trouve une double pneumonie hypostatique; la prostate offre la forme décrite plus haut; la fausse route commence dans la région membraneuse et s'étend jusqu'au sommet de la prostate.

OBSERVATION V (1882).

Rétrécissement infranchissable de l'urèthre; abcès du périnée; uréthrotomie externe sans conducteur; on ne trouve ni le bout postérieur, ni le bout antérieur du canal, malgré une section transversale; cystotomie sus-pubienne et cathétérisme rétrograde; uréthroraphie ultérieure 8 jours après la première opération, guérison par le docteur Jules Bœckel[1].

Schnell, Adolphe, 47 ans, entre le 20 octobre 1882, à la Maison des diaconesses. Rachitisme prononcé; incurvation des deux tibias. En 1870 il contracte une blennorragie qui guérit au bout de deux mois par un traitement approprié. Trois mois plus tard, difficulté dans la miction, qui s'effectue péniblement, mais sans grandes douleurs et persiste pendant près de 10 ans. Dans le courant d'avril 1882, cystite intense, ténesme vésical excessivement douloureux; le malade urine à chaque instant et n'expulse que quelques gouttes d'urine à la fois. Il ne se remet pas de cette affection, et à dater de là éprouve de plus en plus de mal à uriner. Au mois d'août de la même année, il consulte pour la première fois un médecin, qui essaye de pratiquer le cathétérisme, mais n'arrive qu'à introduire une bougie filiforme jusque dans la vessie.

Le 22 octobre la bougie ne pénétrant plus qu'à 8 centi-

---

1. Le malade a été présenté à la Société de médecine de Strasbourg, séance du 1er mars 1883. Voir *Gazette médicale de Strasbourg*, n° 5.

mètres, le docteur GOLDSCHMIDT me présente son client, qui se décide à entrer immédiatement à la Maison des diaconesses.

État actuel. — Schnell est dans un état déplorable: facies terreux, yeux excavés, amaigrissement notable, peau couverte d'une sueur visqueuse et froide; anorexie complète, soif vive; a eu ce matin et la veille au soir plusieurs frissons. Localement on constate un périnée saillant, induré, sans fistules. Le méat urinaire, très étroit, est induré et incrusté de sels urinaires qui empêchent l'introduction des sondes. Après l'avoir fendu, on constate que le canal de l'urèthre est incrusté des mêmes sels sur toute la longueur que parcourt la sonde, c'est-à-dire jusque vers le milieu de la partie spongieuse; là elle est arrêtée net; les bougies les plus fines ne s'engagent pas plus dans ce rétrécissement. Comme la vessie du malade est distendue et qu'il s'agit sans plus tarder de donner écoulement à l'urine, je me mets en demeure de faire, séance tenante, l'uréthrotomie externe.

Opération. — Précautions antiseptiques, moins le spray. Le malade, placé dans la position de la taille, est chloroformé par mon confrère.

Incision périnéale de 5 centimètres sans conducteur. Toute la région est transformée en un tissu lardacé, infiltré de pus caséeux, dans lequel on ne distingue ni aponévroses, ni vaisseaux, ni muscles, hémorragie absolument nulle.

En avant et sur les côtés vers le scrotum, il existe une fusée de pus qui nécessite un débridement latéral et le drainage. Après avoir soigneusement désinfecté les parties, je prolonge l'incision dans la profondeur et trouve deux nouveaux foyers de chaque côté du raphé médian. Débridement latéral et lavage avec solution phéniquée forte. Il ne s'écoule pas une goutte d'urine pendant ces manœuvres. La recherche du canal est des plus laborieuses; je n'aperçois ni le bout antérieur, ni le bout postérieur. Une bougie placée dans la partie antérieure de l'urèthre à travers le rénal est arrêtée au niveau déjà indiqué; malgré une section transversale, pratiquée dans la plaie, il est impossible d'en découvrir la trace.

Quant au bout postérieur, il en est encore moins question. Après une demi-heure de recherches infructueuses, je renonce à toute exploration nouvelle. Ne voulant pas laisser le malade dans cette triste situation, je ne vois de salut que dans le cathétérisme rétrograde, précédé naturellement de la cystotomie sus-pubienne.

Le malade est couché horizontalement sur la table d'opération; l'hypogastre est rasé séance tenante et soigneusement désinfecté.

Je ne peux naturellement pas injecter de liquide dans le réservoir urinaire; mais comme il est passablement distendu, je compte mener à bonne fin cette entreprise. Le ballon de PETERSEN me fait également défaut, étant pris à l'improviste. Incision de 7 centimètres sur la ligne médiane, empiétant un peu sur la symphyse pubienne. Les muscles pyramidaux séparés, sans être divisés, sont relevés de part et d'autre. A ce moment on aperçoit le fascia transversalis doublé de la couche graisseuse signalée par M. GUYON. Le saisissant avec une pince à griffes, je le soulève et l'incise parallèlement à la plaie. La couche graisseuse étant réclinée vers la partie supérieure de la plaie, il ne reste plus qu'à ouvrir la vessie, qu'on reconnaît aisément, bien qu'elle soit assez profondément située. Je la soulève et l'incise sur une étendue de 5 centimètres. Un flot très abondant d'urine s'écoule aussitôt et vient inonder le ventre et les cuisses de l'opéré. Le péritoine n'a été ni vu ni touché pendant l'opération. Suture de la partie supérieure de la vessie à la peau à l'aide de deux points de suture de chaque côté. Après quelques recherches, j'aperçois dans la profondeur l'orifice uréthral; j'y engage une sonde métallique, mais ne peux l'engager au delà de 2 centimètres dans le canal, qui est incrusté dans sa partie postérieure, comme nous l'avions constaté dans sa partie antérieure au début de l'opération. Je passe une sonde cannelée dans cet orifice uréthral postérieur et, en opérant une certaine pression, arrive à la faire saillir dans la plaie périnéale; grâce à elle, je puis introduire une sonde dans la vessie et la faire ressortir par le périnée.

Cinq quarts d'heure s'étant écoulés depuis le commencement de l'opération, je jugeai prudent de m'arrêter et de remettre à plus tard la recherche du bout antérieur de l'urèthre. L'indication d'évacuer le contenu de la vessie était remplie. L'opéré se trouvait à l'abri des dangers que pouvait entraîner la rétention d'urine, on avait paré aux accidents de la première heure et l'acte chirurgical pouvait pour le moment se borner à cette intervention. Un gros et long tube de caoutchouc vulcanisé est introduit dans la vessie et plonge dans un vase placé auprès du malade. Tampon de gaze iodoformée introduit dans la plaie périnéale. Gaze iodoformée disposée sur la plaie de la cystotomie, puis recouverte d'une épaisse couche de coton hydrophile.

Le soir même de l'opération le malade se sent soulagé. L'urine s'est écoulée en grande partie par la boutonnière périnéale et par la plaie sus-pubienne; le siphon a mal fonctionné; c'est à peine si le récipient dans lequel plonge le tube contient un peu d'urine.

23 octobre. — Température : matin 37°,5, soir 37°,6. On n'applique plus aucun pansement sur l'hypogastre; suppression du tube-siphon.

24 octobre. — Température : matin 37°,5, soir 37°,2. Enlèvement du tampon périnéal; les plaies ont très bon aspect.

25 octobre. — Température : matin 36°,5, soir 37°,1. Le pourtour de la plaie supérieure est recouvert, de même que les parties environnantes, d'un abondant dépôt de sels urinaires; ce sont évidemment ces sels qui, en bouchant le tube placé dans la vessie, en ont entravé le fonctionnement régulier.

Les jours suivants, la température reste normale; les plaies se détergent; l'état général de l'opéré est des plus satisfaisants.

Le 9 novembre, deuxième opération consistant à disséquer et à refaire le canal dans la plus grande partie de son étendue (uréthroraphie). Voici en quoi elle consiste :

Chloroformisation. Incision sur le raphé scrotal, commençant au niveau de la verge pour rejoindre la plaie périnéale, de manière à mettre à nu la portion du canal, siège du rétrécissement et cachée par les bourses. Les testicules, réclinés à gauche et à droite, permettent de se rendre compte des lésions existantes. Tout d'abord un cathéter ordinaire est introduit par l'urèthre jusqu'au rétrécissement, puis l'urèthre et les corps caverneux sont divisés transversalement à ce niveau (à 9 centimètres du méat). Le premier est réduit à un conduit à peine visible, tapissé et incrusté de sels urinaires; quant aux corps caverneux, ils sont transformés en un tissu fibreux et ne fournissent presque pas de sang lors de leur section. De plus, au niveau du rétrécissement il existe un coude très marqué, de telle sorte que la partie postérieure rétrécie de l'urèthre, au lieu de se trouver dans l'axe de la partie antérieure, est déjetée à 1 centimètre au dehors et à gauche de cette dernière partie. Une sonde en gomme, introduite alors dans le bout postérieur, pénètre non sans difficulté dans la vessie et fait voir: 1° que le canal n'avait pas été ouvert lors de la première opération; 2° que la sonde introduite par le cathétérisme rétrograde n'avait pas pénétré dans le canal, ce qu'on avait constaté au cours de la première intervention, et se trouvait placée à $^1/_2$ centimètre du canal effectif. Cela fait, il s'agissait de rétablir l'intégrité de l'urèthre, ce qui fut fait en disséquant le bout postérieur, les corps caverneux y compris (car eux aussi étaient divisés en arrière), sur une petite étendue en les plaçant dans l'axe voulu, où ils furent maintenus par un certain nombre de sutures au catgut. Une sonde en gomme n° 18 de la filière Charrière fut placée à demeure dans le canal ainsi reformé et le scrotum réuni dans toute son étendue, sauf l'angle supérieur, où l'on plaça un bout de drain. Tampon iodoformé dans la plaie du périnée. Les suites de cette grave intervention furent aussi bénignes que possible. Sauf une température de 39° le lendemain 10 novembre, il n'y eut pas de réaction. Le 3° jour, le thermomètre marquait 37°,6 le soir, chiffre qui ne fut plus dépassé à partir de cette date.

Le 10 novembre, la sonde à demeure fonctionne bien; il ne s'écoule plus d'urine par la plaie de la cystotomie sus-pubienne, ses bords tendent à se rapprocher.

Le 15 novembre, enlèvement du drain du scrotum et du tampon iodoformé, qui ne répand pas la moindre odeur, si ce n'est celle de l'iodoforme. Le scrotum est réuni sur toute la ligne, moins l'orifice du tube.

Le 24 novembre, enlèvement définitif de la sonde à demeure, qui est partout incrustée de sels urinaires. Le malade urine par le canal à partir de ce jour, bien qu'il s'écoule encore de l'urine par la plaie du périnée.

Le 25 novembre on commence la dilatation avec des sondes Béniqué n°s 32 et suivants. Plaie du scrotum cicatrisée.

Le 15 décembre, la boutonnière périnéale est réduite à l'état de simple fistule, ne livrant passage qu'à quelques gouttes d'urine. La plaie sus-pubienne est à peu près fermée; cautérisation d'un gros bourgeon charnu avec la pierre infernale.

Le 21 décembre, le malade, qui a appris à se passer les

sondes BÉNIQUÉ, se lève pour la première fois. Son état de santé est florissant. Il a repris des forces et de l'embonpoint; la plaie de la cystotomie est cicatrisée.

Le 2 janvier 1883, cicatrisation définitive et persistante de la boutonnière périnéale. Exeat le 10 janvier. Je recommande à mon opéré de ne pas discontinuer l'emploi des BÉNIQUÉ.

Depuis lors, la guérison ne s'est pas démentie; Schnell urine facilement, à plein jet, sans éprouver la moindre douleur.

Le 1er mars suivant je présente mon opéré à la Société de médecine.

Nous n'avons que peu de mots à ajouter à ces observations, qui prouvent une fois de plus les avantages de la cystotomie sus-pubienne.

Nous recommanderons de faire, à l'encontre de ce qui est de règle dans la taille hypogastrique, une incision aussi petite que possible; car il n'est pas nécessaire de voir l'orifice uréthro-vésical pour y engager une sonde, à moins de circonstances particulières. Cette précaution, sans offrir le moindre danger pour l'opéré, hâte considérablement la guérison.

Le ballonnement rectal peut aussi être utile dans ces cas, où nous n'avons pas la latitude d'introduire une sonde dans la vessie pour la remplir. Surtout s'il est appliqué et rempli modérément quelque temps avant l'opération, il donnera, en comprimant quelque peu le canal déjà rétréci, à la vessie le temps de se remplir convenablement, s'il n'existe pas déjà, comme cela est ordinairement le cas, une rétention plus ou moins complète.

Dès que l'incision vésicale sera faite, il faudra vider

le ballon rectal, qui gênerait dans les manœuvres du cathétérisme rétrograde.

Enfin, nous signalerons, comme particulièrement simple et pratique, la méthode imaginée par M. E. Bœckel, pour introduire la sonde d'arrière en avant et décrite dans l'observation IV, p. 92.

Si nous ajoutons aux 94 cas, réunis à la fin du chapitre I, les 12 cas de cystotomie sus-pubienne cités dans les deux autres, nous arrivons au total assez respectable de 106 cystotomies sus-pubiennes publiées dans le cours des quatre dernières années.

Nous nous empressons d'ajouter aux deux cas de cystotomie sus-pubienne faite dans le but d'extirper un carcinome de la vessie (cf. p. 79) un troisième cas. C'est celui opéré avec succès par M. Guyon à l'hôpital Necker et publié dans la *Semaine médicale* du 10 janvier 1884 pendant la revue des épreuves de notre travail.

Nous tenons, en terminant, à remercier M. le professeur E. Bœckel, ainsi que M. le docteur Jules Bœckel, pour l'obligeance qu'ils ont eue de mettre leurs observations à notre disposition.

Nous prions aussi M. le professeur Lücke d'accepter nos remercîments pour l'honneur qu'il nous a fait en acceptant d'être le rapporteur de notre travail.

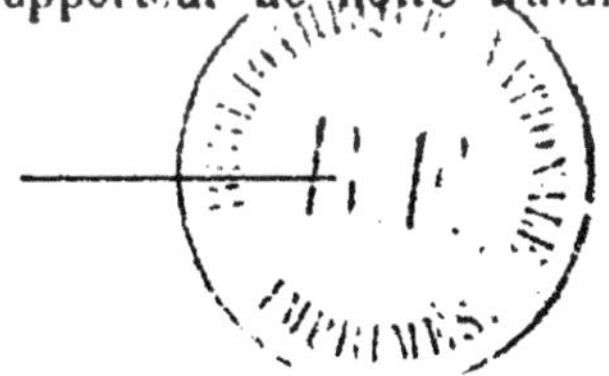